Inga-Maria Richberg

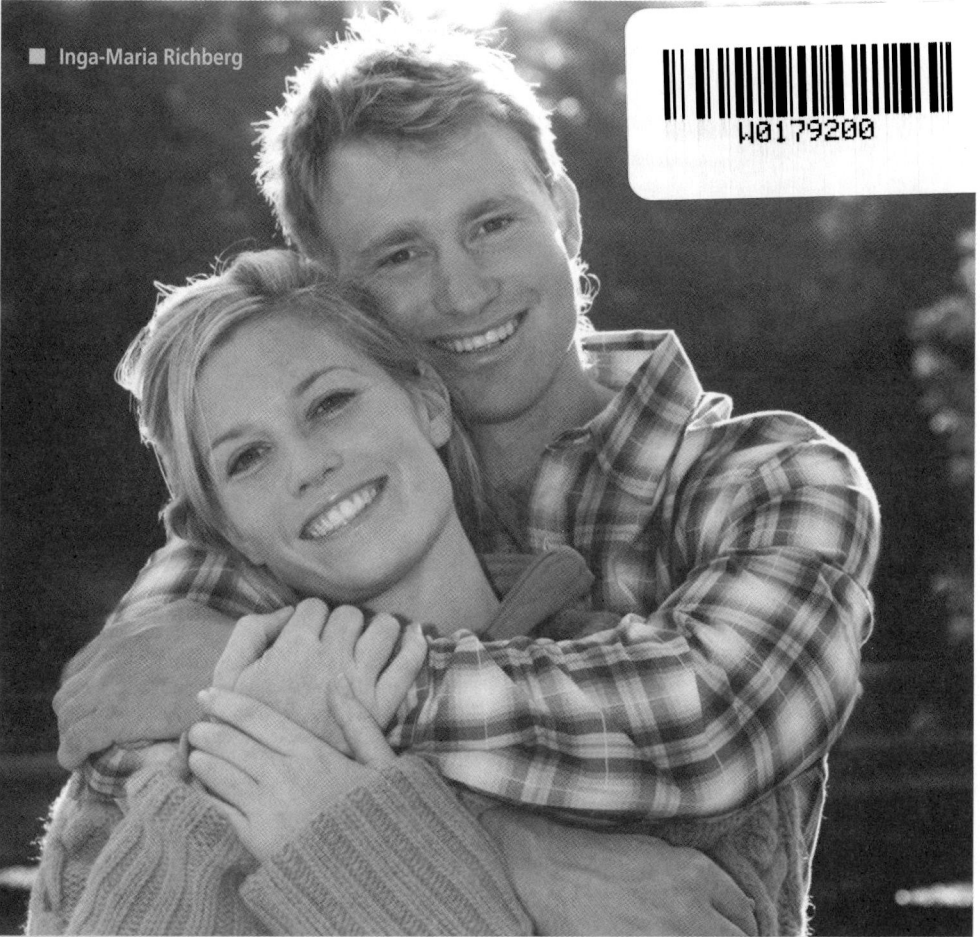

Chronische Krankheiten
NATÜRLICH HEILEN

**Wie Sie dauerhaft Ihre Schmerzen besiegen und Ihre Gesundheit
zurückgewinnen – mit sanften Alternativen statt chemischen Keulen**

Natur &
Gesundheit

☰FID Gesundheit

IMPRESSUM

© 2008 FID Verlag GmbH, Koblenzer Str. 99, D-53177 Bonn

Alle Rechte vorbehalten. Nachdruck und Vervielfältigungen sowie Verbreitung durch Bild, Funk, Fernsehen und Internet, auch auszugsweise, nur mit schriftlicher Genehmigung des Verlages.

1. Auflage 2008

Herausgeberin, Autorin und Redaktion: Inga-Maria Richberg Hp (v.i.S.d.P.)

Wissenschaftliche Begutachtung: Dr. med. Ute Eckermann, praktische Ärztin, Naturheilverfahren, Köln; Dr. med. Jürgen Westphal, Facharzt für Allgemeinmedizin, Naturheilverfahren, Hildesheim

Lektorat: Susanne Kolle, Gernot Beger, Reinhard Fey

Illustrationen: Christine Goerigk: Seite 10, 18, 19, 21, 22, 26, 28, 29, 30, 32, 36, 43, 53, 54, 55, 56, 61, 62, 64, 66, 67, 73, 74, 77, 80, 82, 83, 86, 87, 88, 89, 90, 91, 98, 100, 101, 104, 105, 108, 109, 114, 115, 117, 118, 120, 121, 123, 124, 126, 127, 130, 131, 133, 134, 136, 137, 140, 146, 147, 151, 153; Clemens Franke: Seite 37, 50; Karl Heppe: Seite 44

Umschlaggestaltung, Layout und Satz: DTP & Grafik Büro Brunhilde König, Moosburg

Bildnachweis: www.irisblende.de: Seite 6; getty images™: Seite: 8, 30, 154

Druck: DruckVerlag Kettler, Bönen/Westf.

Printed in Germany.

ISBN: 978-3-932017-37-7

Ihre Meinung ist uns wichtig!

Haben Sie Fragen oder Anregungen zu diesem Buch? Dann schreiben Sie uns:

FID Gesundheit, Leserservice *Natur & Gesundheit*, Koblenzer Str. 99, 53177 Bonn
info@fid-gesundheitswissen.de

Edition *Natur & Gesundheit*

Dieses Buch wurde aus Beiträgen des monatlich erscheinenden Gesundheitsratgebers *Natur & Gesundheit* zusammengestellt. *Natur & Gesundheit* ist ein aktueller Informationsdienst für gesundheitsbewusste Menschen, die sich fundiert und leicht verständlich über Ergänzungen und Alternativen zur Schulmedizin, nebenwirkungsarme Behandlungsmethoden sowie neue Entwicklungen auf dem Gebiet der Naturheilkunde und der alternativen Heilverfahren informieren möchten. Alle Informationen beruhen auf wissenschaftlich abgesicherten Erkenntnissen. *Natur & Gesundheit* bietet zahlreiche praktische Übungen, Gesundheitstipps und bewährte Naturrezepte, die einfach zu Hause anwendbar sind. So können Sie als Leser Ihre Gesundheit verbessern, Krankheiten vorbeugen und damit länger und gesünder leben. *Natur & Gesundheit* ist anzeigenfrei und unabhängig.

Wenn Sie *Natur & Gesundheit* regelmäßig lesen möchten, schreiben Sie bitte an:
Natur & Gesundheit, Leserservice, Koblenzer Str. 99, 53177 Bonn.

Außerdem erreichen Sie uns per Tel.: 0228/95 50-333, per Fax: 0228/361992 oder per E-Mail: info@fid-gesundheitswissen.de

Inhalt

Entsäuern und Entgiften – die Basis jeder Therapie

Krankheiten von A bis Z: die besten Naturheilverfahren

Rat & Hilfe

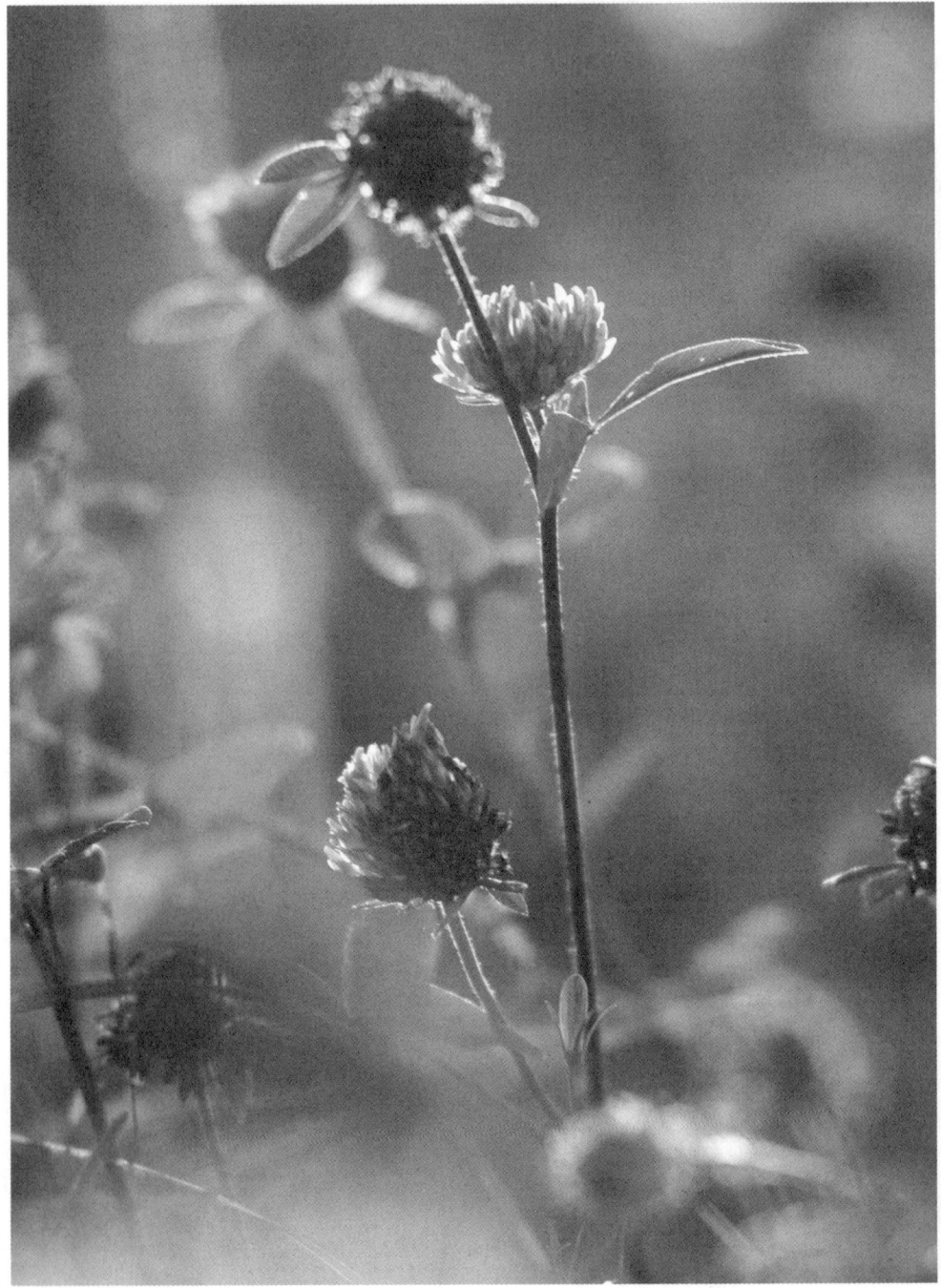

Chronische Krankheiten natürlich heilen

Liebe Leserin, lieber Leser,

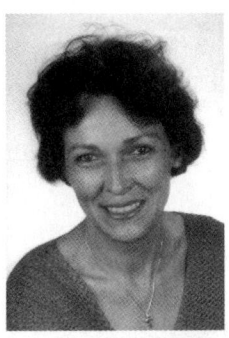

vor 30 Jahren glaubten die Ärzte, der Kampf gegen Infektionskrankheiten sei dank Antibiotika gewonnen – ein großer Irrtum. Neue Krankheitserreger und antibiotikaresistente Bakterien sind weltweit auf dem Vormarsch. Kaum noch bekämpfbare Krankenhauskeime machen in manchen Klinken schon einfachste Operationen zum Roulettespiel. Und Tausende quälen sich mit ständigen Infekten herum, die allzu oft auf die sorglose Verschreibung von Antibiotika zurückzuführen sind.

Inga-Maria Richberg

Wenn jede kleine Erkältung und jedes Fieber mit Antibiotika niedergedrückt werden, kann der Körper seine Selbstheilungskräfte gar nicht richtig ausbilden. Deshalb leiden heute so viele Menschen z. B. an chronischen Atemwegsentzündungen. Auch die zunehmende Zahl von Allergien und Autoimmunerkrankungen geht zum Teil darauf zurück.

Sie haben sich entschieden, selbst die Verantwortung für Ihre Gesundheit zu übernehmen. Dabei kann Ihnen die natürliche Medizin mit ihren hoch wirksamen Heilpflanzenrezepturen sowie mit Akupressur, Entspannungsverfahren, Eigenbluttherapie, Homöopathie, Massagen, gezielten Bewegungsübungen und heilender Nahrung wirklich eine große Hilfe sein.

Die wichtigste Grundlage für ihre optimale Wirkung ist die Entsäuerung und Entgiftung Ihres Körpers. Denn überschüssige Säuren aus der Nahrung, Entzündungstoxine und Umweltgifte blockieren den gesamten Stoffwechsel. Nach einer natürlichen „Reinigungskur", die wir Ihnen gleich im ersten Kapitel vorstellen, schlagen die natürlichen Therapien nicht nur besser an, auch Ihr Bedarf an Heilmitteln sinkt dadurch auf ein Minimum.

Im zweiten Kapitel finden Sie die besten Naturrezepte, mit denen Sie die häufigsten chronischen Erkrankungen unserer Zeit auf sanfte und preiswerte Weise zu Hause selbst behandeln können. Das letzte Kapitel bietet Ihnen neben wichtigen Bezugsquellen für natürliche Heilmittel auch eine umfangreiche Adressenliste von Therapeuten und Selbsthilfegruppen.

Sie werden sehen: Synthetische Hammermedikamente und Operationen sind nicht immer der Weisheit letzter Schluss. Wenn Sie die sanften Wege zur Heilung beschreiten, beugen Sie damit zugleich den Erkrankungen von morgen vor. So schlagen Sie „zwei Fliegen mit einer Klappe"!
Ihre

Inga-Maria Richberg Hp
Herausgeberin

Entsäuern und Entgiften – die Basis jeder Therapie

Krank durch zu viele Säuren: Sind auch Sie gefährdet?
Nicht nur die Knochen und Gelenke leiden

D ie chronische Übersäuerung des Bindegewebes ist eine der Hauptursachen für die enorme Zunahme von chronischen Leiden: Von Arthrose über Diabetes, Kopfschmerzen und Osteoporose bis hin zu Rheuma reichen die üblen Folgen. Über 90 % aller Menschen sind heute „chronisch sauer". Doch was sind überhaupt Säuren?

Hauptbestandteile von Säuren und Basen im Organismus sind:

- Säuren: Chlor, Jod, Phosphor, Schwefel, Silizium
- Basen: Natrium, Kalium, Kalzium, Magnesium, Eisen

Das fein abgestimmte Zusammenspiel von **Säuren und Basen** bestimmt alle Stoffwechselprozesse im menschlichen Körper. Störungen dieses sensiblen Gleichgewichts beeinträchtigen unsere Atmung, Durchblutung, Hormonausschüttung, Immunabwehr und Verdauung. Ob eine wässrige Lösung eine Säure oder eine Base ist, sagt ihr **ph-Wert**:

$$\text{sauer} \Longleftarrow \text{neutral} \Longrightarrow \text{basisch}$$
$$\text{ph 1} \qquad \text{ph 7} \qquad \text{ph 14}$$

Am **Neutralpunkt ph 7** sind also Säuren und Basen in der Lösung im Gleichgewicht. Die Säuren sind vollständig durch Basen neutralisiert.

Jeder Stoffwechselvorgang verlangt einen speziellen ph-Wert, z. B. die Zerlegung der Nahrung im Magen einen sehr niedrigen ph-Wert von 1 bis 2, der durch die **Magensäure** geliefert wird. Dagegen funktioniert die Aufnahme von Nährstoffen aus der Nahrung im Dünndarm nur bei einem hohen ph-Wert um 8, der durch den **basischen Bauchspeichel** garantiert wird. Bei einem Basenmangel kann der Darm kaum Nährstoffe aus der Nahrung aufnehmen, es kommt häufig zu sauren Durchfällen.

Der ph-Wert des Blutes muss konstant bleiben

Lassen Sie uns gleich ein weit verbreitetes Missverständnis klären: Wenn Naturärzte von chronischer **Übersäuerung** sprechen, ist stets das **Bindegewebe** gemeint – niemals das Blut!

Das Blut verlangt einen besonders stabilen ph-Wert im leicht basischen Bereich: **7,35 bis 7,45**. Schon kleinste Schwankungen werden sofort durch freie Basen und freie Säuren im Blut ausgeglichen. Sinkt der Blut-ph-Wert unter 7,35, spricht die Medizin von einer akuten Übersäuerung (Azidose). Dabei ist der Begriff leider nicht exakt, denn das Blut ist tatsächlich immer noch basisch, jedoch nicht mehr basisch genug! Ursache kann ein vermehrter Anfall von Säuren bzw. ein Mangel an Basen sein. Eine **chronische Übersäuerung des Blutes** ist daher **nicht möglich**. Bevor es dazu käme, wäre der Patient schon gestorben, um es einmal ganz deutlich zu sagen.

Das Gewebe bindet überschüssige Säuren aus dem Blut

Alle überschüssigen Säuren, die die freien Basen im Blut nicht sofort puffern können, wandern ins Bindegewebe und werden dort v. a. von Basen der Kollagenfasern neutralisiert. Das sollte allerdings nur eine **Notlösung** sein, bis die Blutbasen wieder ausreichen, um die zwischengelagerten Säuren zu puffern. Doch leider muss unser Bindegewebe aufgrund der zunehmenden Säurebelastung immer häufiger als **Dauerpuffer** herhalten. Doch für die Folgen dieser Bindegewebsbelastung interessiert sich die Schulmedizin, die nur die Stabilität des Blut-ph-Werts im Blick hat, überhaupt nicht.

Die Hauptursachen für eine erhöhte Säurebelastung sind:

- säurereiche bzw. basenarme Ernährung
- andauernder Stress und Schlafmangel
- verringerte Säureausscheidung durch zu geringe Trinkmengen, zu wenig Bewegung, zu wenig Schwitzen
- Übertritt von Gärungssäuren aus dem Darm ins Blut bei gestörter Darmflora
- akute und chronische Entzündungen
- Medikamente, z. B. Entwässerungsmittel (Diuretika)

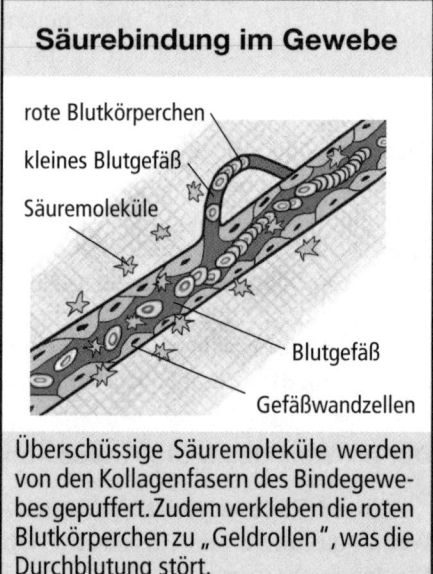

Säurebindung im Gewebe

rote Blutkörperchen
kleines Blutgefäß
Säuremoleküle
Blutgefäß
Gefäßwandzellen

Überschüssige Säuremoleküle werden von den Kollagenfasern des Bindegewebes gepuffert. Zudem verkleben die roten Blutkörperchen zu „Geldrollen", was die Durchblutung stört.

Häufig wird die Pufferung der Säuren durch das Bindegewebe als **chronische Übersäuerung** bezeichnet. Das ist nicht ganz korrekt, weil ja die Säuren von Basen im Bindegewebe neutralisiert werden. Dennoch stört die Säurebindung die natürlichen Funktionen des Bindegewebes ganz erheblich, v. a. die Versorgung der Organe, Nerven und Knochen mit Nährstoffen bzw. ihre Entsorgung von Stoffwechselabfällen.

Das sind die Folgen der Übersäuerung:

- Allergien
- Arteriosklerose
- Arthrose
- Gicht
- Gallen- und Nierensteine
- erhöhte Infektanfälligkeit
- Kopfschmerzen und Migräne
- Krampfadern und andere Venenleiden
- Osteoporose (Knochenschwund)
- Rheuma (alle Arten)
- Rückenschmerzen
- Verminderung der Selbstheilungskräfte
- Verdauungsstörungen

Auf Seite 13 finden Sie die Anleitung für einen einfachen **Urintest**, mit dem Sie zu Hause Ihre Säurebelastung abschätzen können. Eine präzisere Auskunft gibt Ihnen die Bestimmung der **Blutpufferkapazität** nach Jörgensen, die aber stets ein Therapeut vornehmen muss. Die neuen und teuren Hauttests liefern dagegen nur grobe Hinweise und sind daher überflüssig.

Bei einer Säurebelastung sollten Sie Ihr Bindegewebe „reinigen", damit die **Transitstrecke für Nähr- und Abfallstoffe** zwischen den Blutgefäßen und den Organen wieder frei wird. Deshalb stehen „**Entsäuerungsmaßnahmen**" auch am Anfang jeder naturheilkundlichen **Krankenbehandlung**. Denn die besten Heilmittel nutzen nichts, wenn sie ihren Zielort im Körper nicht erreichen, weil das Bindegewebe „dicht" ist. Alle Entsäuerungsverfahren – von einer basenreichen Ernährung über die Einnahme von Basenpräparaten und Heilpflanzenextrakten bis hin zu basischen Wasseranwendungen – können Sie nach unseren Anleitungen ganz einfach **zu Hause selbst anwenden**. Sie werden erstaunt sein, wie gut Ihre Naturheilmittel plötzlich anschlagen und wie leistungsfähig Sie sich wieder fühlen werden.

Testen Sie sich selbst
Sind Sie übersäuert?

Anhand der folgenden 14 Fragen können Sie überprüfen, ob Sie möglicherweise übersäuert sind. Falls ja, sollten Sie unbedingt den auf Seite 13 beschriebenen Urin-Test durchführen. Machen Sie den Urin-Test aber auch, wenn Sie nur das Gefühl haben, dass Sie aufgrund Ihrer Ernährungsweise (viel Fleisch, wenig Gemüse und Obst) und/oder andauernder Stressbelastung zu wenig Basen zu sich nehmen bzw. zu viele Basen verbrauchen.

1. Sind Sie häufig erkältet?
   . . . . ☐ ja ☐ nein
2. Haben Sie oft ein Völlegefühl nach dem Essen oder müssen Sie aufstoßen?
   . . . . ☐ ja ☐ nein
3. Haben Sie regelmäßig Blähungen? . . . ☐ ja ☐ nein
4. Zeigt Ihre Zunge gelblichweiße Beläge oder feine Risse? . . . . ☐ ja ☐ nein
5. Haben Sie häufig säuerlichen Körper- oder Mundgeruch?
   . . . . ☐ ja ☐ nein
6. Schlafen Sie zu wenig?
   . . . . ☐ ja ☐ nein
7. Verspannen oder verkrampfen sich Ihre Muskeln plötzlich?
   . . . . ☐ ja ☐ nein

8. Leiden Sie an Allergien, z. B. Heuschnupfen oder Asthma?
   . . . . ☐ ja ☐ nein
9. Sind Sie Rheumatiker oder in dieser Hinsicht familiär belastet? . . . . . . ☐ ja ☐ nein
10. Haben Sie oft Migräneattacken oder Kopfschmerzen? . . . ☐ ja ☐ nein
11. Leiden Sie häufig an wiederkehrenden Schmerzen, für die es keine organische Erklärung gibt?
    . . . . ☐ ja ☐ nein
12. Leiden Sie an Diabetes Typ 2? . . . . ☐ ja ☐ nein
13. Haben Sie Nieren- oder Gallensteine (gehabt) oder leiden Sie an Gicht?
    . . . . ☐ ja ☐ nein
14. Trinken Sie viel Kaffee oder schwarzen Tee (mehr als 4 Tassen täglich)?
    . . . . ☐ ja ☐ nein

Auswertung:

Drei oder mehr Ja-Antworten sprechen für eine Übersäuerung. Überprüfen Sie unbedingt den ph-Wert Ihres Urins anhand der Anleitung auf Seite 13 und folgen Sie den dort genannten Hinweisen.

So messen Sie den Säurewert Ihres Urins

Den Säurewert Ihres Urins können Sie ganz einfach zu Hause mit einem ph-Teststreifen bestimmen. Diese Streifen erhalten Sie in Drogerien und Apotheken, z. B. Bullrichs® Vital pH-Teststreifen (60 St. 7,59 €) oder Uralyt U Indikatorpapier (100 St. 6,01 €).

Und so wird's gemacht:

Halten Sie einfach den Teststreifen beim Wasserlassen kurz in den Urinstrahl. Warten Sie einige Sekunden, bis sich das Indikatorpapier verfärbt hat, und lesen Sie den ph-Wert anhand der mit den Teststreifen gelieferten Farbtabelle ab.

Wichtig: Nehmen Sie während der Testphase keinesfalls Basenpräparate ein, denn damit verfälschen Sie das Ergebnis!

Messen Sie den ph-Wert Ihres Urins an zwei aufeinander folgenden Tagen ab dem Aufstehen alle drei Stunden täglich, insgesamt fünfmal. Wenn Sie also um 6 Uhr aufstehen, messen Sie um 6, 9, 12, 15 und 18 Uhr. Tragen Sie Ihre Ergebnisse in ein Kurvendiagramm nach nebenstehendem Muster ein.

Auswertung:

Ihre Kurven ähneln der Kurve A: Glückwunsch! Sie neigen mit großer Wahrscheinlichkeit nicht zur Übersäuerung, da der ph-Wert Ihres Urins nur morgens und mittags leicht im sauren Bereich liegt. Achten Sie jedoch weiterhin auf eine basenbetonte Ernährung, um Ihr gutes Ergebnis zu halten.

Ihre Kurven ähneln der Kurve B: Sie brauchen etwas mehr Basen, da der ph-Wert Ihres Urins durchweg im leicht sauren Bereich liegt. Eine Ent-

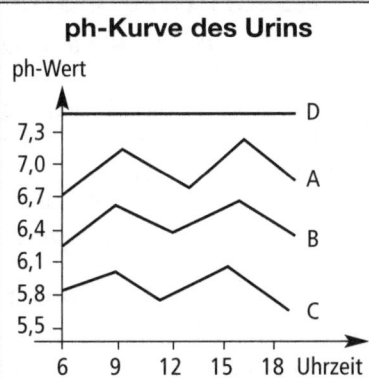

ph-Kurve des Urins

Normalerweise hat die ph-Kurve des Urins zwei Spitzen, an denen der Urin basisch (A) oder zumindest weniger sauer (B und C) ist: eine nach dem Frühstück und eine nach dem Mittagessen. Der Grund sind die mit diesen Mahlzeiten gelieferten Basen. Dazwischen werden verstärkt Säuren ausgeschieden. Bei einem waagerechten Kurvenverlauf (D) werden zu viele Säuren bzw. Basen zugeführt, oder es liegt eine Ausscheidungsstörung der Nieren vor.

säuerungskur ist nicht unbedingt notwendig, wenn Sie Ihre Ernährung basenreicher gestalten.

Ihre Kurven ähneln der Kurve C: Der ph-Wert Ihres Urins liegt durchweg unter 6, das ist zu sauer. Beginnen Sie umgehend mit einer Entsäuerungskur und stellen Sie Ihre Ernährung auf eine basenreichere Kost um.

Ihre Kurven ähneln der Kurve D: Derartig starke basische Werte sind sehr ungewöhnlich und selten – es sei denn, Sie haben doch Basenmittel eingenommen. Falls nicht, ersuchen Sie Ihren Therapeuten um Rat, denn möglicherweise liegt bei Ihnen eine Behinderung der Säureausscheidung über die Nieren vor. ■

Basensuppen und Gemüsesäfte entlasten Ihren Stoffwechsel
Dann und wann ist jedoch auch ein kleines Steak erlaubt

B asenbetont sei Ihre Ernährung, abwechslungsreich und vollwertig!" Wie Sie diese einfache Formel bei Ihrer täglichen Nahrungsaufnahme umsetzen, ohne ständig nach Tabellen leben zu müssen, zeigen wir Ihnen im Folgenden. Doch zuvor müssen wir erst einige weit verbreitete Missverständnisse in Ernährungsfragen klären.

Das sind die häufigsten Mythen:

- Basenbetonte Ernährung heißt alle Säuren vermeiden.
- Was sauer schmeckt, macht auch sauer.
- Tierische Produkte ruinieren den Säure-Basen-Haushalt.
- Süßigkeiten sind reines Gift.
- Vollwertkost ist Vollkornkost.

Kurz: Gesunde, basenreiche Ernährung besteht weitgehend aus Verboten, macht viel Mühe, aber wenig Spaß. Doch das ist ein glattes Ammenmärchen.

Etwas Säure braucht der Mensch

Denken Sie nur einmal an die **Magensäure**: Sie ist mit einem ph-Wert um 1 die stärkste Säure, die unser Organismus produziert. Ohne diese Säure würde unser Körper buchstäblich verhungern, weil er die Nahrung nicht zerlegen und damit keine Nährstoffe daraus lösen könnte.

Auch der **Säureschutzmantel** unserer Haut ist eine lebenswichtige Barriere gegen krankmachende Keime, v. a. Bakterien und Pilze. So sind z. B. viele Vaginalinfektionen (v. a. Scheidenpilze) bei Frauen auf einen zu hohen ph-Wert des Vaginalmilieus zurückzuführen. Rund ein Fünftel Ihrer täglichen Nahrungsmittel sollte daher aus **Säurelieferanten** bestehen (siehe Tabelle auf Seite 17). Auch kleine „Sünden" wie Steaks, Schokolade und Kuchen sind durchaus erlaubt. Diesen Schlemmereien dürfen Sie ohne schlechtes Gewissen frönen, wenn Sie die restlichen 80 % Ihrer Nahrungszufuhr mit basenreichen Lebensmitteln decken. So stellt z. B. ab und an ein kleines Steak zusammen mit einer Folienkartoffel und einem knackigen Salat kein Problem für Ihr Säure-Basen-Gleichgewicht dar.

Unser Tipp: Tierische Produkte liefern sehr viele Säuren. Wählen Sie daher kleine Fleisch- oder Fischportionen und sorgen Sie mit einer basenhaltigen Gemüsebeilage bzw. Gemüsesaft für Ausgleich.

Kurios: Saures muss nicht säuernd wirken

Wie bitte? **Zitronensaft oder Essig** sind doch schon so sauer, dass es einem den Mund zusammenzieht! Stimmt, sie enthalten eine Menge Säuren, die jedoch nur geschmacklich im Vordergrund stehen. Tatsächlich bestehen sie – wie alle Lebensmittel – aus Säuren und Basen. Und zwar in einer so günstigen Zusammensetzung, dass bei der Verstoffwechselung im Körper ein Basenüberschuss übrig bleibt. Ein **Basenplus** liefert Ihnen auch das **Sauerkraut bzw. Sauerkrautsaft!**

Allerdings gilt dies nur für hochwertige Produkte, v. a. **Bioprodukte,** die auf gesunden, mineralstoffhaltigen Böden gezogen werden. Pflanzen, die auf verarmten Böden wachsen, enthalten häufig erheblich weniger basische Mineralien. Damit kann ihr Basenüberschuss gegen Null sinken.

Wählen Sie Brot aus Sauerteig

Eines der größten Missverständnisse ist die Gleichsetzung von vollwertiger Nahrung mit Vollkornnahrung. Leider hat das dazu geführt, dass viele Menschen nach einem gescheiterten Versuch schwören: Nie wieder Vollkorn! Denn das volle Korn des Getreides bläht, um es einmal ganz deutlich zu sagen. Ursache dafür ist aber nicht das Korn selbst, sondern in aller Regel eine **geschwächte Darmflora,** die das Getreide gären lässt. Ein ganz besonders großes Problem sind die Frischkornbreie, die oft sogar zur Sanierung der

7 Tipps für eine basenreiche Vollwertkost

1. Verzehren Sie möglichst **viel Gemüse und Obst** aus heimischem Bioanbau.
2. Bei empfindlicher Verdauung sollten Sie **Gemüsesäfte statt grober Rohkost** wählen.
3. Durch **Dünsten und Dämpfen** in wenig Wasser bewahren Sie die Basen aus Gemüse und Obst.
4. Verzichten Sie auf den Basenräuber Frischkornbrei, **kochen** Sie sich besser eine **Hafer- oder Dinkelgrütze.**
5. Essen Sie nur **Sauerteigbrot.**
6. Verwenden Sie **hochwertige Pflanzenöle** und **Essigsorten** statt Sauerrahm für Salatsoßen.
7. Würzen Sie Ihre Mahlzeiten mit basenreichen **frischen Kräutern,** z. B. Petersilie, Basilikum und Schnittlauch.

Darmflora empfohlen werden. Sie machen die Beschwerden nur noch schlimmer. Überdies wirken sie auch noch säuernder, als sie eigentlich müssten, denn die im frischen Korn enthaltenen **Phytinsäuren binden** wertvolle **basische Mineralien** wie Kalzium, Zink und Magnesium, die ungenutzt den Darm verlassen müssen.

Natürlich gehören zur vollwertigen Ernährung auch Vollkornprodukte, jedoch nur in kleineren Mengen, nicht roh, sondern **gekocht** oder als **Sauerteigbrot** gebacken. Denn die Herstellung mit Sauerteig bzw. die hohen Backtemperaturen machen die **Phytinsäuren unschädlich.** Solche Vollkornprodukte sind nur leicht säuernd, neutral oder sogar ausgesprochen basisch.

Nahrungsmittel entsäuern besser als Tabletten

Bei einem **starken Basenmangel** ist die Einnahme von hoch wirksamen Basenpräparaten durchaus ratsam, um die überschüssigen Säuren

Gemüsebrühe – die perfekte Basenquelle

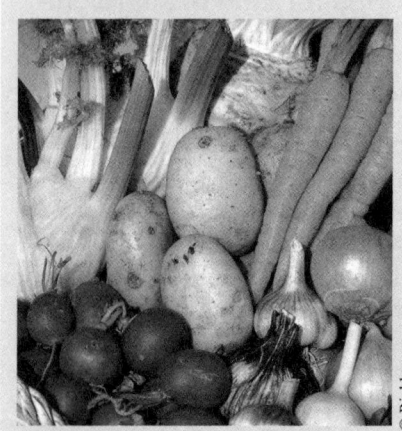

© Richberg

- 3 große Möhren
- 2 kleine Rote Bete, 2 kleine Zucchini oder 1 kleine Fenchelknolle
- 1 Lorbeerblatt, Petersilie, Basilikum, 3 Gewürznelken oder 1 Prise Muskatnuss

Schneiden Sie das gewaschene Gemüse in kleine Würfel und setzen Sie diese mit den Kräutern in 2 l kaltem Wasser auf. Lassen Sie die Brühe nach dem Aufkochen auf kleiner Flamme ca. 2 Stunden köcheln, damit die Mineralstoffe gelöst werden. Gießen Sie die Brühe durch ein Sieb ab und trinken Sie 1 l davon – abgeschmeckt mit Sojasoße – in kleinen Mengen über den Tag verteilt.

Die Brühe können Sie auch auf Vorrat kochen und einfrieren.

Zutaten für 2 Personen:
- 1/2 kleine Zwiebel
- 2 Petersilienwurzeln
- 1 kleine Sellerieknolle
- 1/2 Weiß- oder Wirsingkohl
- 2 Stangen Lauch

erst einmal zu binden. Auf Dauer lohnt sich die Einnahme jedoch nur bei Nahrungsmittelunverträglichkeiten und bestimmten Erkrankungen, z. B. Rheuma (Details siehe Seite 116 ff.). Ansonsten fahren Sie mit einer natürlichen, basenbetonten Kost besser, weil diese auch alle weiteren Vitalstoffe in optimaler Aufnahmequalität enthält.

Ein ganz hervorragender und vielseitig verwendbarer Basenlieferant ist die selbst gekochte **Basenbrühe** (Rezept siehe Seite 16). Ebenfalls schmackhafte Helfer sind frisch zubereitete Gemüsesäfte, z. B. aus Tomaten, Sellerie und Möhren, mit einem Schuss Sojasoße sowie fertige Bio-Gemüsesäfte. Und auch **ungeschwefeltes Trockenobst** schmeckt wunderbar fruchtig, liefert Ihnen reichlich Basen und fördert obendrein noch Ihre Verdauung. Basenreich heißt also keineswegs langweilig und fad. ■

Säuren und Basen in Ihrer Nahrung

Basenlieferanten	Säurelieferanten
Kartoffeln	alle Fleischerzeugnisse
Gemüse (außer Rosenkohl und Spargel)	alle Käsearten
	alle Getreideprodukte
grüne Bohnen	Zucker und Süßigkeiten
Kräuter, v. a. Petersilie	Hülsenfrüchte (außer Soja und
Zwiebeln	grünen Bohnen)
Knoblauch	Spargel
Sauerkraut	Rosenkohl
Sojaprodukte	Erdnüsse
Obst und Trockenobst	Eiklar
Zitronensaft	Margarine/weißes Bratfett
Gemüsesäfte	warm gepresste Öle
Eigelb	alle kohlensäurehaltigen
süße Sahne	Getränke
stilles Mineralwasser	Kaffee, schwarzer und grüner
Kräutertee	Tee, Früchtetee
Apfel- oder Balsamico-Essig	Alkohol

Neutral

Leitungswasser	Buttermilch
Quellwasser	Kefir
Butter	Molke
frische Milch	kaltgepresste Öle

Die wichtigsten Entsäuerungsmittel: Kaiser-Natron und Bullrich-Salz

Außerdem brauchen Sie Kalzium, Kalium, Magnesium und Zink

D ie alten Hausmittel **Kaiser-Natron** und **Bullrich-Salz** sind die wichtigsten Retter in der Not gegen akute Übersäuerungsbeschwerden (Sodbrennen). Sie enthalten Natriumbicarbonat (Natriumhydrogencarbonat), das die überschüssige Salzsäure im Magen bindet. Für eine gründliche Entsäuerung muss Natriumbicarbonat mit anderen Basen wie z. B. **Kalzium**, **Magnesium** und **Kalium** kombiniert werden.

Pulver oder Tabletten? Sie haben die Wahl!

Die modernen Basenpräparate zur gründlichen Entsäuerung sind Abwandlungen des altbewährten Basenpulvers, das der bekannte Säureforscher Dr. Friedrich F. Sander vor 50 Jahren entwickelte.

Die klassische Basenmischung nach Dr. Sander besteht aus:

- Calciumcarbonat 100 g
- Natriumbicarbonat 80 g
- Natriumphosphat 10 g
- Kaliumbicarbonat 10 g

Dieses Basenpulver können Sie sich in der Apotheke für ca. 7 € mischen lassen. Nehmen Sie bis zu 3-mal täglich je 1 TL Pulver in 1/2 Glas Wasser ca. 1 bis 3 Stunden nach dem Essen ein. Sie können Ihre Tagesdosis auch in kleinere Portionen aufteilen und über den Tag verteilt in kleinen Schlucken nach einer Mahlzeit einnehmen, um die Wirksamkeit des Mittels zu steigern.

Bei **starken Übersäuerungsbeschwerden** mit täglichem Sodbrennen hat sich die **Basenmi-**

Wie Sie beim Kauf von Basenpräparaten viel Geld sparen

- Die Abgabepreise von Internetapotheken, Drogerien und Supermärkten liegen 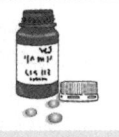 oft deutlich unter den vom Hersteller empfohlenen Preisen.

- Größere Packungen sind im Verhältnis zu kleineren deutlich preiswerter.

- Teilen Sie sich Großpackungen mit Angehörigen oder Freunden bzw. geben Sie Sammelbestellungen mit Bekannten oder Freunden auf. Damit verringern sich die Versandkosten.

schung Kern (200 g 14,74 €, aus der Apotheke) bewährt, die 82 % Natriumbicarbonat enthält.

Auf der Basis dieser beiden Grundrezepte stehen zahlreiche **Fertigpräparate** zur Verfügung, die teilweise weitere Basen enthalten, z. B. Alkala® N Pulver (150 g 7,10 €), Bullrich's Vital® (200 g Pulver 6,69 € bzw. 450 Tabl. 12,49 €) oder Basenpulver Pascoe® (260 g 11,79 €).

Wegen der besseren Aufnahme im Verdauungstrakt empfehlen wir Ihnen die löslichen Pulver. Wer jedoch den leicht salzigen Geschmack der Trinklösungen nicht mag oder z. B. viel unterwegs ist, sollte zu den Tabletten greifen. Nehmen Sie alle Basenpräparate stets mit reichlich Flüssigkeit ein, damit sich die Mit-

Warum Sie beim Entsäuern viel trinken sollten

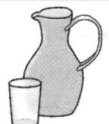 Während einer Entsäuerungskur brauchen Sie **täglich 2,5 bis 3,5 l** reine Flüssigkeit (stilles mineralarmes Wasser oder dünne Kräutertees), um die aus dem Gewebe gelösten Säuren v. a. über die Nieren und den Darm ausscheiden zu können.

Während der Kur kann eine alte Harnwegsentzündung wieder aufflackern, da sich evtl. verbliebene Erreger unter den neuen basischen Bedingungen vermehren können. Durch eine reichliche Flüssigkeitszufuhr werden diese Keime aus den Harnwegen ausgeschwemmt. Falls Harnwegsbeschwerden länger als einen Tag andauern, sollten Sie allerdings umgehend Ihren Arzt aufsuchen.

Falls Sie an einer Herz- oder Nierenschwäche leiden, muss Ihr Therapeut Ihre Trinkmenge festlegen, um eine Überlastung der Organe zu vermeiden.

tel im Verdauungstrakt gut auflösen und ihre volle Wirkung entfalten können. **Schwerwiegende Nebenwirkungen** sind bei Einhaltung der empfohlenen Tagesdosen **nicht zu erwarten**, bisweilen treten anfangs jedoch Aufstoßen und Sodbrennen auf.

Wenn Sie an einer schweren chronischen Nieren- oder Leberfunktionsstörung leiden bzw. Entwässerungsmittel (Diuretika, z. B. Lasix®) einnehmen, sollten Sie die Auswahl der Entsäuerungsmittel stets Ihrem Arzt überlassen. Zudem müssen Ihre Nieren- und Leberwerte in kurzen Abständen kontrolliert werden.

Immer mehr Menschen benötigen Basenzusätze

Noch bis vor 20 Jahren reichte eine drei- bis vierwöchige Entsäuerungskur meist aus, um die chronische Gewebeübersäuerung zu beseitigen. Leider ist das heute nicht mehr der Fall: Die Zahl der Menschen, deren **Basen-speicher fast leer** sind, nimmt immer weiter zu, wie Naturärzte täglich in ihrer Praxis feststellen müssen.

In diesen Fällen brauchen Sie weiterhin zusätzliche Basen:

● bei einem festgestellten Basenmangel, z. B. durch eine Blutunter-suchung nach Jörgensen (siehe Seite 11)

● bei allen chronischen Belastungen und Beschwerden

● nach gerade überstandenen längeren Erkrankungen

● nach Operationen/Verletzungen

● während einer Abnehmkur

● bei Hormonumstellungen (Schwangerschaft und Stillzeit, Wechsel-jahre)

● bei Osteoporose (auch vorbeugend bei familiärer Belastung)

● bei starker körperlicher oder seelischer Belastung

● bei Schlafmangel

Auch wenn Sie häufig Fertig-Mahlzeiten bzw. Fastfood zu sich nehmen, fehlen Ihnen mit hoher Wahrscheinlichkeit ausreichend Basenvorräte.

Milde Basenpräparate sind die beste Lösung

Zum Wiederauffüllen Ihrer Basenspeicher dienen z. B. Basica® Vital (200 g Pulver 8,70 €), Flügge® Basen Medical Pulver (200 g 8,20 €), Neukönigsförder® Mineraltabletten (200 Tabl. 9,98 €) oder Dr. Jacobs Basen (250 g Pulver 16,95 € bzw. 250 Tbl. 17,95 €). Diese Präparate erhalten Sie in Apotheken, Drogerien und im Versandhandel. Sie eignen sich ohne Ausnahme zur Dauerbehandlung. Eine Überdosierung ist bei Einhaltung der auf der Packungsbeilage angegebenen Tagesdosen nicht zu erwarten. Dennoch sollten Sie mit Ihrem Therapeuten besprechen, ob und wann eine **Kontrollmessung Ihrer Basenspeicher** sinnvoll ist.

Unser Tipp: Wegen ihrer milden entsäuernden Wirkung eignen sich die genannten Basenmittel auch für die Behandlung von leichten Über-säuerungszuständen, z. B. bei Kindern und Jugendlichen. Auch Patienten mit chronischen Darmbeschwerden, z. B. Darmentzündungen, die Natri-umbicarbonat oft nicht vertragen, kommen mit diesen milden Basenprä-paraten häufig besser zurecht als mit den stark wirkenden Natriumbicar-bonat-Präparaten. ∎

Brennnessel, Löwenzahn & Co. bringen die Säureausscheidung in Schwung
Pflanzensäfte liefern Ihnen zusätzlich wertvolle Basen

Die Wirkung der im vorangegangenen Kapitel genannten basischen Mineralmischungen können Sie mit Heilpflanzentees und -säften optimal zur Geltung bringen. Tees und Säfte helfen Ihnen, den jetzt erhöhten Flüssigkeitsbedarf zu decken. Sie regen zudem die Ausscheidungsorgane, v. a. Niere, Darm bzw. Haut, an. Darüber hinaus liefern sie wertvolle Basen. Wir haben für Sie zwei sehr bewährte Teerezepte ausgesucht, die die Ausscheidungsorgane auf unterschiedliche Weise ansprechen. Daher sollten Sie Ihre Teemischung nach drei Wochen wechseln.

Die **Tagestrinkmenge** beträgt 3-mal einen Kaffeebecher (1/4 l) möglichst frisch zubereiteten ungesüßten (!) Tee. Den ersten Becher sollten Sie bereits **vor dem Frühstück** in kleinen Schlucken auf nüchternen Magen trinken.

Unser Tipp: Sie können auch die gesamte Tagesmenge morgens zubereiten und in einer dicht schließenden Thermoskanne warm halten.

Fenchel-, Kümmel- und Anissamen müssen vor der Teezubereitung frisch gequetscht werden, damit sie ihre wertvollen Inhaltsstoffe wie z. B. ätherische Öle in das heiße Wasser abgeben können.

Rezept I: Mischung mit Brennnessel

Dieser Tee stärkt besonders die Ausscheidungsleistung der Nieren. Er empfiehlt sich bei Rheuma, Gicht und Rückenschmerzen.

Zutaten:
- 20 g Ackerschachtelhalm
- 20 g Brennnesselkraut
- 20 g Löwenzahnblätter
- 10 g Fenchelsamen
- 19 g Kamillenblüten
- 5 g Brunnenkressesamen

Mischen Sie alle Teebestandteile bis auf die Fenchelsamen. Quetschen Sie 1/2 TL Fenchelsamen und überbrühen Sie diese zusammen mit 1 1/2 TL der anderen Teekräuter mit 1/4 l siedendem Wasser. Lassen Sie den Tee zugedeckt ca. 6 Minuten ziehen, bevor Sie ihn abseihen.

Rezept II: Milder Entsäuerungstee nach Dr. Worlischek

Dieser Tee aktiviert alle Ausscheidungsorgane (Nieren, Darm, Leber, Haut und Lungen) auf sanfte, aber tiefgreifende Weise. Er eignet sich besonders bei einer leichten Übersäuerung.

Zutaten:

- 15 g Ackerschachtelhalm
- 15 g Fenchelsamen
- 15 g Gänsefingerkraut
- 15 g Lindenblüten
- 15 g Melissenblätter
- 15 g Salbeiblätter
- 15 g Schafgarbe

Zerquetschen Sie 2 Messerspitzen Fenchelsamen und überbrühen Sie diese zusammen mit 1 gestrichenem TL der Kräutermischung mit 1/4 l siedendem Wasser. Lassen Sie den Tee ca. 3 Minuten ziehen und seihen Sie ihn dann ab.

Vorsicht vor dem Basenräuber Pu-Erh-Tee!

Zur Förderung der Entsäuerung werden in der Laienpresse häufig auch grüner Tee, Lapacho-Tee und Mate-Tee empfohlen. Zweifellos sind diese Teesorten harntreibend. Wenn Sie schon eine unserer Teemischungen trinken, sollten Sie keinen weiteren entwässernden Tee zu sich neh-

Bei Darmbeschwerden: am besten Brottrunk

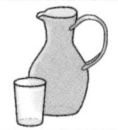

Bei Darmbeschwerden, z. B. Blähungen infolge von Gärungsprozessen, kann Ihnen Brottrunk helfen. Er besteht aus Roggen, Weizen und Hafer, die einer Milchsäurevergärung unterzogen wurden. Damit fördert der Brottrunk die **Regeneration** der geschädigten **Darmschleimhaut** und liefert trotz seines Milchsäuregehalts **reichlich basische Mineralstoffe**. Bei einer leichten Übersäuerung kann er damit sogar als alleinige Basen-Quelle (neben einer entsprechend basenorientierten Ernährung) dienen.

Nehmen Sie 1- bis 3-mal täglich 0,2 l des Brottrunks zu den Mahlzeiten zu sich – und zwar mindestens 6 Wochen lang. Dieses reine Bioprodukt erhalten Sie z. B. als **Original Kanne-Brottrunk®** in Bioläden, Drogerien und Supermärkten (750 ml kosten ca. 2 €).

men, denn das kann zur **Überforderung der Nieren** sowie zum unerwünschten **Verlust wichtiger Basen** führen.

> *Ganz besonders möchten wir Sie vor der Verwendung von Pu-Erh-Tee während einer Entsäuerungskur warnen. Dieser Tee hat sich in der Praxis als großer Basenräuber erwiesen, u. a. weil viele Menschen doch den starken ersten statt des empfohlenen schwachen zweiten Aufgusses trinken. Dadurch kann es zu schweren Störungen des Säure-Basen-Haushalts kommen, die in tatsächlich auftretenen Extremfällen der sofortigen notfallmedizinischen Behandlung bedürfen.*

Zur Ergänzung: Sauerkraut- und grüner Gerstensaft

Grundsätzlich eignen sich **Gemüsesäfte** zur Unterstützung der Entsäuerung wesentlich **besser als Fruchtsäfte**, die neben dem eigenen Fruchtzucker oft noch zugesetzten Zucker enthalten.

Diese Pflanzensäfte wirken entsäuernd:

- Tomatensaft
- Gemüsecocktails aus Tomate, Sellerie, Paprika etc.
- Sauerkrautsaft
- Weißkohlsaft
- Rote-Bete-Saft
- grüner Gerstensaft
- Weizengrassaft

Wählen Sie bei allen Säften möglichst **Bioprodukte**, auch wenn diese etwas teurer sind. Bitte beachten Sie, dass alle Säfte zu den Lebensmitteln zählen, also nicht nur einfach Flüssigkeitslieferanten sind, sondern auch in Ihre tägliche Kalorienbilanz eingehen. Nehmen Sie daher täglich höchstens 1/4 l dieser Säfte zu sich. Bei Darmbeschwerden sollten Sie Ihre Entsäuerung mit Brottrunk unterstützen (siehe Kasten auf Seite 22).

Trinken Sie beim Sport nur reines Wasser

Bei **körperlichen Anstrengungen**, z. B. auf Wanderungen und beim Sport (siehe Seite 26), sollten Sie allerdings **nur reines Wasser** zu sich nehmen. Denn eine zusätzliche Anregung der Ausscheidungsorgane während des Sports durch Entsäuerungstees führt leicht zu einer Überforderung Ihres Stoffwechsels. ■

Basische Bäder, Wickel und Salben ziehen überschüssige Säuren aus dem Gewebe
Auch kräftiges Schwitzen reinigt Ihren Organismus

Haben Sie schon einmal Salz aus dem Toten Meer als Badezusatz probiert und fühlten sich danach angenehm frisch bzw. entspannt? Dann haben Sie bereits erfahren, wie wohltuend basische Bäder wirken, denn das Salz aus dem Toten Meer enthält neben anderen Basen reichlich von dem stark entsäuernden Natriumbicarbonat.

Damit können Sie Ihren Körper von außen entsäuern:

- basische Vollbäder
- basische Teilbäder, z. B. Fuß- und Armbäder
- basische Wickel bzw. Umschläge, z. B. basische Strümpfe
- basische Einläufe
- basische Heilsalben
- basische Hautkosmetik, z. B. Tages- und Nachtcremes

So bereiten Sie ein Basenbad zu

Geben Sie ca. 100 g Natriumbicarbonat bzw. Basenmischung in ein ca. 37 °C warmes Vollbad. Prüfen Sie den ph-Wert des Wassers mit einem Indikatorpapier (siehe Seite 13): Er sollte 8,5 betragen.

Legen Sie sich in die Wanne und schrubben Sie sich nach ca. 10 Minuten kräftig mit einer naturbelassenen Seife (aus dem Bioladen oder Reformhaus) ab. Bleiben Sie ca. 1 Stunde im Wasser und lassen Sie zwischendurch immer wieder warmes Wasser nachlaufen, damit Sie sich nicht erkälten. Reinigen Sie Ihre Haut nochmals kräftig mit der Seife, brausen Sie sich kurz mit lauwarmem Wasser ab und ruhen Sie dann 30 Minuten im Liegen.

Dieses Bad können Sie täglich wiederholen. Es eignet sich besonders zum Einstieg in eine Entsäuerungskur, nach starken sportlichen Anstrengungen, bei Rheuma und sogar bei beginnenden Erkältungskrankheiten.

Für alle Anwendungen gibt es inzwischen zahlreiche Produkte in Apotheken, Drogerien und im Versandhandel (siehe Seite 158), die außer Natriumbicarbonat verschiedene andere Basen enthalten.

Für Bäder (Rezept siehe Kasten auf Seite 24) reicht gewöhnlich **reines Natriumbicarbonat**, denn im Mittelpunkt dieser Behandlung steht die schnelle Entsäuerung. Größere Mengen anderer Basen, die meist auch deutlich teurer sind, nimmt die Haut während eines Bades leider nicht auf, weil die Einwirkzeit zu kurz ist.

Variante: Statt Basenpulver können Sie auch 3 bis 4 EL Zuckerrüben-sirup zum Entsäuern in die Wanne geben und das Wasser kräftig umrühren. Dieses Rezept aus der ungarischen Volksmedizin lindert auch Neurodermitis und Schuppenflechte (Psoriasis).

Unser Spartipp: Da kleine Mengen Natriumbicarbonat aus dem Supermarkt unverhältnismäßig teuer sind, greifen Sie am besten zu Großpackungen aus der Apotheke oder Drogerie. So kosten 5 kg reines Natrium bicarbonicum ca. 18 €, während Sie für die gleiche Menge Kaiser-Natron oder Bullrich-Vital-Wellnessbad schon über 30 € bezahlen müssen. Auch Salz aus dem Toten Meer erhalten Sie sehr preiswert bei Discountern.

Basische Strümpfe befreien Sie über Nacht von den Säuren

Sehr wirksam sind zudem **basische Fußbäder** und **basische Strümpfe**, denn die Füße gelten in der Naturheilkunde als dritte Nieren. Auch über die Haut der Unterschenkel können Säuren

Basische Strümpfe gegen Rheuma und Gicht

Das brauchen Sie:

- 1 Paar Kniestrümpfe aus reiner Baumwolle
- 1 Paar Kniestrümpfe aus Wolle (ideal wäre ungewaschene Schafwolle)
- 1 gehäuften TL Basenmischung oder reines Natriumbicarbonat
- 1 Schüssel mit 3/4 l heißem Wasser
- evtl. 1 Wärmflasche

Die Strümpfe sollten eine Nummer größer sein als Ihre übliche Strumpfgröße.

Und so wird's gemacht:
Lösen Sie die Basenmischung im heißen Wasser auf, tränken Sie die Baumwollstrümpfe darin und wringen Sie sie dann gut aus. Ziehen Sie die Baumwollstrümpfe sofort an und die Wollstrümpfe gleich darüber. Wenn Sie kalte Füße haben, betten Sie sie auf eine angenehm warme Wärmflasche.

Lassen Sie die basischen Strümpfe mindestens 1 Stunde wirken, am besten sogar über Nacht.

sowie Entzündungstoxine (siehe Seite 28 ff.) leicht ausgeschieden werden, weil die Blutgefäße dicht unter der Haut verlaufen.

Während für Fußbäder das preiswerte reine Natriumbicarbonat völlig ausreicht, sollten Sie für die basischen **Strümpfe** eine **Basenmischung** verwenden. In Apotheken, Drogerien und im Versandhandel (siehe Seite 158) erhalten Sie sehr praktische Kombi-Angebote, z. B. P. Jentschura® basische Strümpfe, ca. 30 €.

Wenden Sie die basischen Strümpfe zur Unterstützung Ihrer Entsäuerungskur ein bis zwei Wochen lang täglich an. Nur bei offenen Wunden, z. B. einem Unterschenkelgeschwür, sollten Sie darauf verzichten.

Bei Muskel- und Gelenkrheuma: basische Salben

Sehr empfehlenswert bei Gelenkleiden (Arthrose, Rheuma) und Muskelverspannungen ist die Ionen-Salbe Helmbold (30 g 4,52 €), die Sie in der Apotheke – rezeptfrei, aber in der Regel nur auf Bestellung – erhalten. Denn gerade bei Rheuma ist das Gewebe häufig so stark belastet, dass die innerlich zugeführten Basen nicht ausreichen bzw. gar nicht in die betroffenen Bereiche gelangen. Darüber hinaus kommen Reaktionsblockaden vor. Beide Probleme können Sie mit der basischen Ionensalbe lösen, die Sie 2- bis 3-mal täglich auf die betroffenen Bereiche dünn auftragen sollten. Wenden Sie die Salbe auch unbedingt abends an, damit sie über Nacht ihre Wirkung entfalten kann.

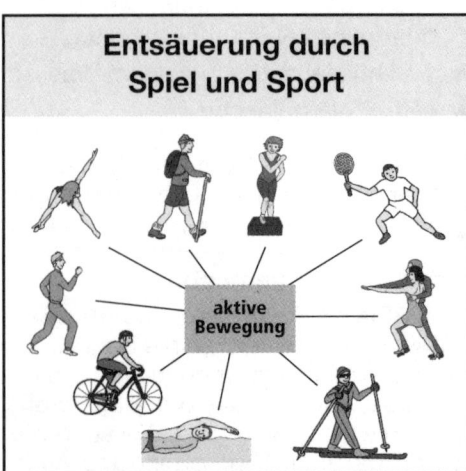

Entsäuerung durch Spiel und Sport

aktive Bewegung

Ausdauernde Bewegungen, bei denen Sie auch einmal ins Schwitzen kommen, helfen beim Entsäuern besonders gut. Dagegen bringt statisches Krafttraining, z. B. mit Hanteln, kaum Entlastung.

Mit Bewegung bieten Sie der Übersäuerung Paroli

Aktive sportliche Bewegung (siehe Abb. links) regt Ihren Stoffwechsel kräftig an. Dadurch gelangen die zugeführten Basen besser an ihren Bestimmungsort, und überschüssige Säuren aus dem Gewebe. Außerdem werden die Säuren auch über die Haut bzw. den Schweiß schneller abtransportiert. Am besten erfüllen Ausdauersportarten wie etwa Walking, Joggen und Schwimmen diesen Zweck. Treiben Sie möglichst dreimal pro Woche jeweils 30 Minuten Sport und steigern Sie Ihr Pensum schrittweise auf 60 Minuten pro Trainingseinheit.

Genauso hilfreich für die Ausscheidung über die Haut ist übrigens regelmäßiges Saunabaden. Hier reicht ein Saunabesuch pro Woche. Absolvieren Sie aber stets zwei Saunadurchgänge, um eine optimale Entsäuerung über den Schweiß zu erreichen.

Unser Tipp: Nehmen Sie vor dem Saunieren eine zusätzliche Dosis Ihres Entsäuerungsmittels in reichlich Wasser ein. So kurbeln Sie die Entsäuerung über die Haut besonders gut an und gleichen den Basenverlust durch das Schwitzen sofort wieder aus.

Auch mit Yoga und Atemübungen können Sie entsäuern

Hätten Sie das gedacht? Auch Yoga und andere körperbetonte Entspannungsverfahren wie progressive Muskelentspannung nach Jacobson oder Atemtraining, ja auch autogenes Training wirken entsäuernd. Denn Dauerstress bewirkt andauernde Muskelverspannungen, sogar der Muskeln, die den Durchmesser der Blutgefäße regulieren. Dadurch wird der Abtransport von überschüssigen Säuren aus dem Gewebe ebenfalls stark behindert. Wenn Sie durch Entspannungsverfahren Ihren Stress abschütteln lernen, löst sich auch die Muskelspannung, und die Ausscheidung der sauren Stoffwechselprodukte über die Haut und die Lungen kommt wieder in Gang.

So können Ihre Lungen durch die vertiefte Atmung mehr Kohlensäure in Form von Kohlendioxid abatmen, was Ihren Säure-Basen-Haushalt stark entlastet. Auch eine entspannte Muskulatur fördert die Ausscheidung von überschüssigen Säuren über die Haut.

Für das Training zu Hause: am besten CDs

Als Einsteiger besuchen Sie am besten zunächst einen Entspannungs-Kurs (z. B. bei einer Krankenkasse oder der Volkshochschule). Gleichzeitig sollten Sie aber auch regelmäßig Ihre Übungen zu Hause machen. Wenn diese gut „sitzen", können Sie das Erlernte mit den FID-Entspannungs-CDs „Autogenes Training", „Progressive Muskelentspannung", „Yoga" und „Atemtherapie", die Sie zum Preis von 14,95 € je CD über den *N&G*-Nachbestellservice (siehe Seite 158) erhalten, sehr gut festigen bzw. ausbauen. ■

Chronische Entzündungen?
Entgiften Sie Ihren Körper!
Stoffwechselgifte belasten Ihren Organismus unnötig

Falls Sie an chronisch-entzündlichen Erkrankungen, v. a. Rheuma, Gicht, Venen- oder Nebenhöhlenentzündungen, leiden, sollten Sie zusätzlich zur Entsäuerung auch eine gründliche Entgiftung Ihres Organismus mit Ihrem Therapeuten besprechen. Denn chronische Entzündungen führen zur Ablagerung von Entzündungstoxinen im Bindegewebe und stören damit ebenfalls die Ver- und Entsorgung der inneren Organe. Außerdem schwächen sie – wie die Säuren – die Immunabwehr. Auch degenerative Erkrankungen wie die Makula-Degeneration des Auges und die Linsentrübung (Grauer Star) lassen sich durch regelmäßige Entgiftungskuren verzögern. Und nicht zuletzt kann eine gründliche Entgiftung die tückischen Folgen von Stoffwechselerkrankungen wie Diabetes und Gicht für den gesamten Organismus, v. a. die Blutgefäße und Nerven, bremsen.

Spagyrik: So entgiften Sie mit Phönix-Tropfen

Einnahmeschema:

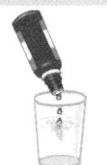

- **1. bis 3. Tag:** 3-mal täglich je 30 Tropfen Phönix Silybum spag® zur Anregung von Leber und Darm
- **4. bis 6. Tag:** 3-mal täglich je 30 Tropfen Phönix Solidago spag® zur Anregung der Nieren
- **7. bis 9. Tag:** 3-mal täglich je 30 Tropfen Phönix Urtica-Arsenicum spag® zur Lösung von Toxinen aus dem Gewebe

Am 10. Tag beginnen Sie wieder von vorne und wiederholen den Einnahmezyklus insgesamt 5-mal (45 Tage). Zusätzlich nehmen Sie 3-mal täglich je 2 Tropfen Phönix Thuja-Lachesis spag. zusammen mit dem jeweiligen Tagesmittel zur Anregung Ihres Lymphflusses. Die Kosten für diese Entgiftungskur betragen ca. 60 €, wenn Sie 100-ml-Flaschen kaufen.

Unser Tipp: Geben Sie Ihre gesamte Tagesdosis morgens in 1,5 Liter stilles Wasser bzw. Früchtetee und trinken Sie die Menge im Tagesverlauf aus. Verwenden Sie keine Löffel oder Flaschen aus Metall, da Metall die heilenden Schwingungen der spagyrischen Mittel stören kann.

Auch Ihr Lymphsystem braucht Unterstützung!

Die zur Unterstützung Ihrer Entsäuerungskur auf Seite 21/22 genannten Teerezepte eignen sich auch sehr gut zur milden Entgiftung Ihres Körpers über die Ausscheidungsorgane Niere, Darm, Leber und Galle. Bei bereits länger bestehenden chronischen Erkrankungen sollten Sie jedoch zusätzlich die Ausscheidung über die Haut und ganz besonders über das Lymphsystem anregen. Die Lymphgefäße durchziehen Ihren gesamten Körper und sind für den Abtransport von Toxinen und anderen Stoffwechselabfällen aus dem Gewebswasser zuständig. Zu dieser großen Ausleitung empfehlen wir Ihnen z. B. die so genannte Phönix-Entgiftungskur mit spagyrischen Tropfen (siehe Seite 28). Spagyrische Medikamente ähneln homöopathischen Mitteln, sind jedoch meist nicht so stark verdünnt wie diese.

Diese Verfahren dienen der lokalen Entgiftung

- **Schröpfen** bei Rückenschmerzen, Erschöpfung, Immunschwäche, Bechterew-Krankheit, Verdauungsschwäche, Atemwegsinfekten und Herzbeschwerden

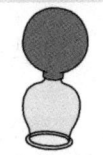

- **Baunscheidtieren** bei Arthrose, Gicht, Rheuma, erhöhter Infektanfälligkeit, chronischen Harnwegsinfekten, Schwindel und Ohrgeräuschen (Tinnitus)

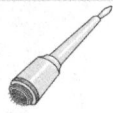

- **Bindegewebsmassage** bei Muskelverspannungen, Rheuma und Diabetes

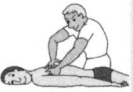

- **Blutegelbehandlung** bei Venenentzündungen, Thrombosegefahr, Wundheilungsstörungen, Furunkeln und Gicht

- **Cantharidenpflaster** bei entzündlichen Wirbelsäulenbeschwerden (Spondylarthritis), Bechterew-Krankheit, aktivierter Arthrose, Gicht und Nebenhöhlenentzündungen

Schröpfen zieht Toxine aus dem Gewebe

Bei eher **lokal begrenzten Beschwerden**, z. B. Venen-, Nebenhöhlen- und Gelenkentzündungen, können Ihnen die so genannten **Ausleitungsverfahren über die Haut** sehr gut helfen (siehe Kasten links). Sie ziehen, wie z. B. das Schröpfen, überschüssige Säuren und Entzündungstoxine über die Haut aus dem darunter liegenden Gewebe. Alle dort genannten Verfahren sollten aber nur von erfahrenen Therapeuten angewendet werden, da zahlreiche Vorsichtsmaßnahmen zu beachten sind. ■

Krankheiten von A bis Z: die besten Naturheil- verfahren

Eine Darmsanierung beruhigt Ihr überaktives Immunsystem bei Allergien
Fischöl und Zink unterstützen die Therapie

Unter einer Allergie versteht die Medizin eine **übersteigerte Reaktion des Immunsystems auf körperfremde Stoffe** (Allergene). Diese wird – meist – durch den wiederholten Kontakt mit diesen Allergenen erworben. Der Begriff der Allergie stammt aus dem Griechischen (allo = fremd und ergon = Tätigkeit) und kann als „Reaktion auf Fremdes" übersetzt werden.

Das sind die häufigsten Allergie-Symptome:

- **Auge:** Bindehautentzündung und Lidschwellung
- **Atemwege:** Heuschnupfen, Dauerschnupfen (Fließ- oder Stockschnupfen), Husten, Bronchialasthma, Atemnot, Lippenschwellung
- **Haut:** Juckreiz bzw. Nesselsucht (Urtikaria), Ekzeme
- **Magen-Darm:** Übelkeit, Erbrechen, Bauchschmerzen, Durchfall

Wann Sie sofort den Notarzt rufen müssen

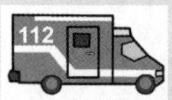

- Atemnot
- Blutdruckabfall
- beschleunigter Herzschlag
- Übelkeit und Erbrechen
- Zungenbrennen bzw. -schwellung
- Kribbeln in den Handinnenflächen
- Juckreiz, Hautrötung und Nesselausschlag

Diese Symptome zeigen einen allergischen bzw. **anaphylaktischen Schock** an. Er bedeutet stets Lebensgefahr! Bewahren Sie Ruhe und lassen Sie den Patienten bis zum Eintreffen des Notarztes (Tel. 112) nicht allein.

Viele Allergiker leiden auch an ständiger Müdigkeit, Kopfschmerzen, Leistungsschwäche und mitunter auch Gelenkbeschwerden.

Wann Ihnen Antihistaminika & Co. gute Dienste leisten

Die beste Methode, um allergische Beschwerden zu verhindern, ist das **Meiden des Allergens (Allergenkarenz)**. Doch das ist einfacher gesagt als getan. Denn dazu muss das Allergen erst einmal identifiziert sein. Und selbst bekannte Allergene lassen sich nicht immer vermeiden wie z. B. Pollen, die sogar durch Fensterritzen in die Wohnung eindringen können.

Ein kurzzeitiger Einsatz von schulmedizinischen Medikamenten ist bei starken Beschwerden durchaus gerechtfertigt und kann sogar lebensrettend sein. Bei lebensgefährlichen Allergie-Symptomen (anaphylaktischer Schock, siehe Seite 31) ist der Einsatz z. B. von Kortison zwingend notwendig!

So wirken die wichtigsten Allergie-Mittel:

- **Antihistaminika** blockieren den Botenstoff Histamin im Gewebe und verhindern Schwellungen (siehe Abb. unten).
- **Mastzellstabilisatoren** verringern die Histaminausschüttung aus den Mastzellen im Gewebe.
- **Leukotrien-Antagonisten** blockieren andere entzündungsfördernde Botenstoffe, z. B. Leukotriene und Prostaglandine.
- **Betamimetika, Theophyllin und Ipratropiumbromid** erweitern die verengten Bronchien.
- **Kortison** hemmt die allergische Entzündungsreaktion.

Unser Tipp: Wenn Ihnen Ihr Arzt ein Kortisonspray und ein bronchienerweiterndes Medikament verordnet hat, sollten Sie zuerst das bronchienerweiternde Mittel anwenden. So kann das Kortison, das Sie einige Minuten später nehmen sollten, besser in die tieferen Atemwege gelangen.

**Darmsanierung –
der Schlüssel zur Heilung**

Die Hauptaufgabe der Darmschleimhaut ist – neben der Resorption von Nährstoffen –, der Schutz des Körpers vor schädlichen Nahrungsbestandteilen. Deshalb ist sie mit einem eigenen Immunsystem, dem **darmassoziierten Im-**

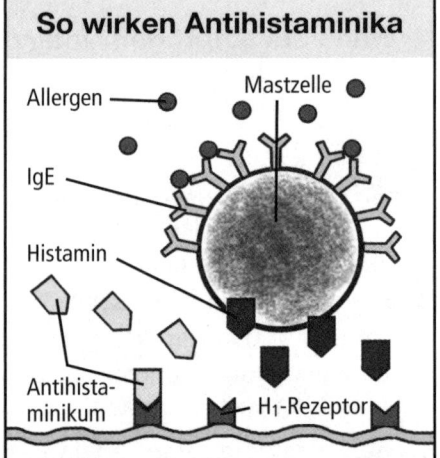

So wirken Antihistaminika

Allergen
Mastzelle
IgE
Histamin
Antihistaminikum
H₁-Rezeptor

Antihistaminika blockieren die Bindestelle des Histamins im Gewebe, sodass der Botenstoff seine entzündungsfördernden Informationen nicht weitergeben kann: Die Allergie wird abgeblockt.

munsystem, ausgestattet. Dieses arbeitet eng mit den übrigen Bestandteilen der Immunabwehr des Körpers zusammen. Bei einer Allergie ist erfahrungsgemäß das lokale Immunsystem im Darm genauso überaktiv wie die gesamte Immunabwehr. Vieles deutet sogar darauf hin, dass Allergien von einem überaktiven Darm-Immunsystem ausgehen.

Ursache dafür ist eine gestörte Darmflora: **Pilze** und **Fäulnisbakterien** siedeln sich an und führen zu einer ständigen Entzündung der Darmschleimhaut. Dadurch wird der Darm durchlässig für Allergene, was in der Naturheilkunde als „Leaky-Gut-Syndrome" (engl.: durchlässiger Darm) bezeichnet wird. Zudem bestehen nervale Verbindungen zwischen den Schleimhäuten des Darms und der Atemwege, sodass eine chronische Reizung des Darms die Atemwege mit beeinträchtigt. Die Schleimhäute werden immer anfälliger für Reizungen durch **Umweltgifte**, **Hausstaub** und schließlich für Allergien. Daher muss eine Allergiebehandlung mit einer Darmsanierung beginnen. Das Sanierungsverfahren (z. B. Symbioselenkung, Bakterienpräparate, Colon-Hydro-Therapie) sollte Ihr Therapeut nach einer Stuhlanalyse auswählen.

Der erfahrene Salzburger Allergie-Therapeut Dr. Konrad Werthmann rät dringend, in den ersten acht Wochen der Darmsanierung auf Eier, Kuhmilchprodukte, Fleisch (auch Geflügel und Fisch), Nüsse, alle Weizenprodukte, Zitrusfrüchte, Alkohol, Zucker und Süßigkeiten zu verzichten. Diese reizen den Darm bzw. dienen schädlichen Darmbakterien als Nahrung. Anschließend sollten Sie die nachfolgenden Hinweise beherzigen.

Die 5 wichtigsten Tipps für eine darmgesunde Ernährung

1. Gut die Hälfte Ihrer täglichen Nahrung sollte aus frischem Obst und Gemüse bestehen. Ganz besonders wichtig sind Sprossen und Keime!

2. Starten Sie jedoch mit Rohkost langsam. Kauen Sie jeden Bissen zu einem feinen Brei. Eine gute Alternative ist kurz gedämpftes Obst und Gemüse. Dadurch werden viele potenzielle Allergene zerstört.

3. Kümmel, Fenchel (Vorsicht vor Kreuzallergien!) und Wacholderbeeren machen Hülsenfrüchte und Kohlgemüse besser verdaulich.

4. Essen Sie vor jeder Mahlzeit 1 EL frisches, klein geschnittenes Sauerkraut. Das putzt den Darm und liefert den guten Darmbakterien die lebensnotwendige Milchsäure. Auch 3-mal täglich 1 kleines Glas milchsaurer Rote-Bete-Saft ernährt die guten Darmbakterien.

5. Nehmen Sie Ihre tägliche Fettmenge in Form von 30 bis 50 ml kalt gepresstem Leinsamen-, Sonnenblumen- oder Olivenöl zu sich.

Gesunde Darmbakterien normalisieren Ihre Darmflora

Die Versorgung des Dünndarms mit gesunden Bakterien ist sehr gut über Präparate zum Einnehmen zu erreichen (z. B. SymbioLact® Comp., 30 Btl. 32,85 €, Probiotic-6®, 120 Kps. 26,86 €, Paidoflor®, 100 Tabl. 46,95 €, Omniflora® N, 100 Kps. 38,60 €, oder Symbioflor® 150 ml 11,80 €) zu erreichen. Für den Dickdarm empfiehlt der Schweizer Allergie-Spezialist Dr. Thomas Rau die direkte Gabe von Coli-Bakterienpräparaten mittels eines hohen Einlaufs. Lassen Sie jedoch stets Ihren Therapeuten entscheiden, welches Präparat Sie in welcher Dosierung anwenden sollten.

Ein halbes Jahr dauert es mindestens, bis die gröbsten Folgen einer meist jahrelangen Störung der Darmflora überwunden sind. Aber erst wenn Ihr Darm wieder gesund ist, können die natürlichen Therapien zur **endgültigen Umstimmung** Ihrer Immunabwehr optimal wirken.

Homöopathische Präparate erziehen Ihr Immunsystem um

Jeder Allergiepatient braucht seine maßgeschneiderte Umstimmungstherapie. In der Regel wird Ihnen Ihr Therapeut mehrere Verfahren neben- oder nacheinander empfehlen, z. B. zuerst ein Heilfasten, um den Darm und das Immunsystem zu entlasten. Dann folgt eine mehrmonatige Enderlein-, Spenglersan- oder mikrobiologische Therapie, um die übersteigerte Abwehr „umzuerziehen". Und den Abschluss bildet eventuell noch eine klassisch-homöopathische Konstitutionsbehandlung, um das Erreichte zu festigen. Lassen Sie sich von Ihrem Therapeuten ausführlich beraten, welche Kombination für Sie am besten geeignet ist.

Vorsicht vor Milben!

Wenn das Immunsystem des Darms gestört ist, reagiert die Abwehr häufig übersteigert auf Hausstaub. Das wichtigste Allergen in diesem Staub ist der Kot von Haus- und Heumilben.

© Dr. Jörg-Thomas Franz, FH Paderborn, www.milbenforschung.de

Vitamin C bremst das übereifrige Immunsystem

Nehmen Sie auch unbedingt schützende Vitalstoffe ein! Dass **Kalzium** die Histaminausschüttung hemmt und Schwellungen verhindert, ist bekannt. Ein noch viel besserer Histamin-Fänger ist **Vitamin C**, das bis zu 40 % überschüssiges Histamin bindet (siehe

Rezept Seite 36). Darüber hinaus braucht Ihr Immunsystem auch **Magnesium, Selen und Zink**, damit die Informationsübertragung zwischen den Abwehrzellen störungsfrei funktioniert. Durch die Histaminausschüttung kommt es zudem immer zu einer Entzündung des Gewebes. Diese können Sie mit den Radikalfängern **Vitamin E** und **Fischöl** in Schach halten (siehe Tabelle unten).

Pestwurz und Luffa stoppen die Allergie-Symptome

Dass Pflanzen eine durch Pflanzenpollen ausgelöste Allergie lindern können, erscheint Ihnen auf den ersten Blick vielleicht widersinnig. Tatsächlich senkt jedoch das **Öl aus Borretsch- und Nachtkerzensamen** die Allergiebereitschaft. Beide Öle enthalten mit der **Gamma-Linolensäure** eine entzündungshemmende Fettsäure. Die empfohlene Tagesdosis beträgt 500 mg (z. B. Epogam®, Gammacur® oder Neobonsen aus der Apotheke, Monatsbedarf ca. 30 €).

Zur rein symptombezogenen Behandlung, z. B. von asthmatischen Beschwerden bzw. Fließschnupfen und Augentränen, dienen Zubereitungen aus der Pestwurz, der Luffagurke und dem indischen Lungenkraut (*Adhatoda vasica*). Pestwurz erhalten Sie z. B. als Petadolex® (50 Kaps. 13,99 €), Luffagurke als Heuschnupfenmittel DHU® bzw. Dresluso® (30 ml 5,84 € bzw. 100 Tbl. 6,24 €) und Lungenkraut als Klosterfrau Allergin® (30 ml 6,62 €), ebenfalls in der Apotheke. Die Mittel bremsen jedoch nicht das überaktive Immunsystem, sondern lindern nur die Folgen der übermäßigen Histaminausschüttung.

Außerdem sollten Sie Ihren Körper durch die Anwendung von **Mariendistel, Löwenzahnwurzel, Brennnessel, Echter Goldrute** und **Bittersüßem Nachtschatten** bei der Ausscheidung von überschüssigen Säuren und Entzündungstoxinen unterstützen (siehe Seite 26 ff.)

Wichtige Vitalstoffe für Allergiker	
Substanz	**Tagesdosis***
Vitamin C	2 g
Vitamin E	200 – 400 I. E.**
Kalzium	1.000 mg
Magnesium	350 – 500 mg
Selen	50 – 100 µg
Zink	20 – 30 mg
Fischöl	1 – 3 g
Gamma-Linolensäure	500 mg

* Die Festlegung der genauen Dosis sollten Sie stets Ihrem Therapeuten überlassen, da es sich um sehr hohe Dosen handelt.
** I. E. = Internationale Einheiten

Auch die Seele kann allergisch reagieren

Wer optimistisch denkt, hält seine Allergien besser in Schach – das hat die Fachdisziplin „Psychoneuroimmunologie" in zahllosen Untersuchungen eindeutig belegt. So verstärkt seelischer Stress die Produktion des Botenstoffs Interleukin 4 (IL-4), der wiederum die Bildung der IgE-Antikörper erhöht. Und damit steigt die Histaminausschüttung aus den Mastzellen. Umgekehrt können Sie mit positiven Gedanken, z. B. dem Bewusstsein, dass die Pollen eigentlich völlig harmlos sind, Ihre Allergieneigung senken. Denn Optimismus verstärkt die Produktion des Botenstoffs Gamma-Interferon: Dieser blockiert die Histaminausschüttung.

Selbsthypnose mindert die Allergie erheblich

Um das Vertrauen in Ihr Immunsystem zu stärken, haben Ärzte der Deutschen Gesellschaft für Psycho-Allergologie zusammen mit der Fachhochschule Hildesheim ein erfolgreiches Behandlungsprogramm entwickelt: In 8 Abendsitzungen à 3 Stunden erlernen Sie eine Technik der Selbsthypnose sowie Tiefenentspannung und üben sich in der Musikmeditation: Mehrere Studien der Universität Göttingen und Basel bestätigten die verblüffende Wirksamkeit dieses Verfahrens, das die allergischen Beschwerden um durchschnittlich ein Drittel verringert und in Einzelfällen sogar völlig zum Verschwinden bringt.

Das „Hildesheimer Gesundheitstraining" können Sie bei Allergologen erlernen (siehe Seite 155). Stellen Sie zuvor einen Kostenübernahmeantrag bei Ihrer Krankenkasse, damit sie die ca. 450 € für den Kurs und die CDs für die häuslichen Übungen bezahlt.

Beginnen Sie möglichst noch vor Beginn der Flugzeit „Ihrer" Pollen mit diesem natürlichen Training, um sich innerlich zu stärken. ∎

Ein perfektes Antiallergikum: das Vitamin-C-Bad

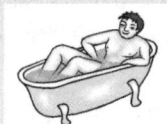

Bei einer akuten Allergie, z. B. einem Heuschnupfen, sollten Sie an 2 bis 3 Tagen hintereinander ein Vitamin-C-Bad nehmen. Denn Vitamin C dringt in die Haut ein und bindet dort das überschüssige Gewebshormon Histamin, das die Allergiesymptome bewirkt.

So wird's gemacht:

Geben Sie 3 gehäufte EL Ascorbinsäure (Pulver) auf ein Vollbad. Die Badetemperatur sollte um 35 °C liegen, die Badedauer 20 Minuten nicht übersteigen. Tupfen Sie sich nach dem Bad nur vorsichtig ab und ruhen Sie anschließend 1/2 Stunde im Liegen. Vitamin C kann Ihre Haut austrocknen. Dagegen hilft eine hypoallergene, ph-neutrale Körperlotion aus der Drogerie.

Wie Sie dem Gehirnabbau mit Ginkgo und Liponsäure rechtzeitig gegensteuern
Mit Mittelmeerkost halbieren Sie Ihr Demenz-Risiko

Die Alzheimer-Krankheit ist ein schleichender Abbau des Gehirns. Daran sind zwei verschiedene krankhafte Prozesse beteiligt: Zum einen sterben Nervenzellen im Gehirn ab und verknäulen sich zu kleinen Fädchen, den so genannten **Alzheimer-Fibrillen**. Diese Fibrillen fand der Entdecker der Krankheit, der Neurologe **Dr. Aloys Alzheimer**, vor 100 Jahren unter dem Mikroskop. Zum anderen bilden kleine Eiweißtrümmer an den Übergängen von einem Nerven zum anderen fleckenförmige **Alzheimer-Plaques** und behindern damit die Informationsübertragung im Gehirn (siehe Abb. unten). Nach und nach verliert der Patient bis zu 20 % seiner Gehirnmasse und wird völlig hilflos. Doch nicht jede kleine Vergesslichkeit im Alltag deutet auf einen krankhaften Gedächtnisverlust hin.

Diese Warnsignale können auf Alzheimer hindeuten:

- Vergesslichkeit für Namen und Zahlen
- Verlegen von Gegenständen bzw. Vergessen, dass man sie überhaupt besitzt, z. B. eine Brille
- Antriebslosigkeit
- Entscheidungsunfähigkeit bei Alltagsfragen
- verminderte Urteilsfähigkeit
- Stimmungsschwankungen, Niedergeschlagenheit, Rücksichtslosigkeit
- Schwierigkeiten bei Routinetätigkeiten (z. B. Einparken, Krawattebinden)
- räumliche und zeitliche Desorientierung
- Wortfindungsstörungen oder Rückfall in Kindersprache

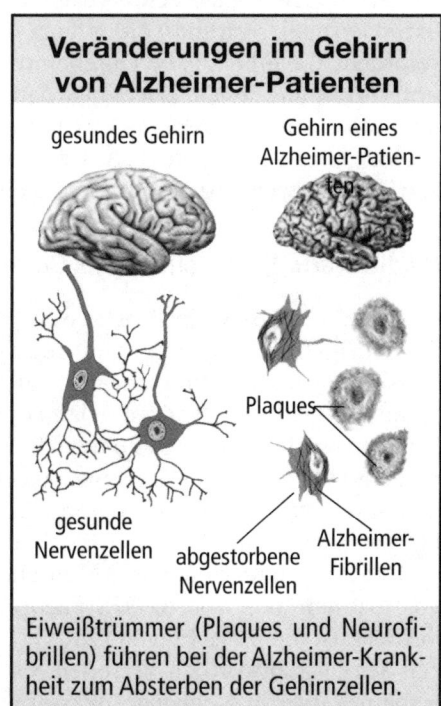

Veränderungen im Gehirn von Alzheimer-Patienten

gesundes Gehirn

Gehirn eines Alzheimer-Patienten

Plaques

gesunde Nervenzellen

abgestorbene Nervenzellen

Alzheimer-Fibrillen

Eiweißtrümmer (Plaques und Neurofibrillen) führen bei der Alzheimer-Krankheit zum Absterben der Gehirnzellen.

Medikamente verzögern das Voranschreiten des Gehirnabbaus

Alle derzeit verfügbaren Medikamente setzen bei den Folgeerscheinungen der Erkrankung an. Allgemein gilt: Je früher die Mittel eingenommen werden, desto größer und anhaltender ist der Behandlungserfolg. Bei **leichter bis mittelgradiger Alzheimer-Erkrankung** werden Wirkstoffe verordnet, die die Menge an dem wichtigen Nervenbotenstoff **Acetylcholin erhöhen**. Dazu gehören die Präparate Aricept®, Reminyl® und Exelon®. Die Mittel verzögern den Gedächtnisverlust um 9 bis 12 Monate. Typische **Nebenwirkungen** sind **Übelkeit, Erbrechen und Durchfall**.

Ist die Erkrankung weiter fortgeschritten, kommt der Wirkstoff **Memantin** (Axura®, Ebixa®) zum Einsatz. Er verbessert die Signalübertragung mittels des Nervenbotenstoffs Glutamat. Als **Nebenwirkungen** können nen **Unruhe und Schlafstörungen** auftreten.

Ginkgo-Extrakte stärken die Durchblutung des Gehirns

Als einziges Naturheilmittel gegen Gedächtnis- und Konzentrationsstörungen infolge einer Alzheimer-Erkrankung sind Ginkgo-biloba-Extrakte zugelassen und werden auch von Schulmedizinern standardmäßig verordnet. Sie erhöhen die Durchblutung und damit die Nähr- und Sauerstoffversorgung des Gehirns sowie den Abtransport von schädlichen Stoffwechselprodukten aus dem Gehirn. Bei **erhöhter Blutungsneigung** dürfen Sie Ginkgo-Präparate (z. B. Tebonin®, Rökan®, Gingium®) **nicht ohne ärztliche Anweisung einnehmen**, weil sie das Blutungsrisiko erhöhen.

Mediterrane Kost schützt Ihr Gehirn gleich doppelt

Mittelmeerkost (siehe Kasten Seite 39) verhindert eine **Arteriosklerose der Hirngefäße** und sorgt damit für eine optimale Sauer- und Nährstoffversorgung der empfindlichen grauen Zellen. Zudem liefert sie heilsame Inhaltsstoffe, die die **Nervenzellen vor Schäden** schützen, ja sogar kleine Schäden wieder reparieren können. Beides senkt Ihr Alzheimer-Risiko um bis zu 50 %. Zu diesem Ergebnis kam eine Langzeituntersuchung der Columbia-Universität in Washington/USA an 2.250 Probanden, wie die US-Fachzeitschrift *Annals of Neurology* im April 2006 berichtete.

Eindeutig durch Studien am Menschen belegt ist auch die Schutzwirkung von **grünem Tee**: Wie die US-Fachzeitschrift *Circulation* im Mai 2004 meldete, ist dafür das Flavon EGCG (Epigallocatechin-3-Gallat) des grünen Tees verantwortlich. Bereiten Sie grünen Tee nur mit 70 bis 80 °C heißem Wasser zu. Kochendes Wasser zerstört das heilsame EGCG-Flavon!

Alpha-Liponsäure kann die Erkrankung bremsen

Die 1952 entdeckte Alpha-Liponsäure, eine **vitaminähnliche Substanz**, ist mit den Fettsäuren verwandt, besitzt jedoch einen höheren Schwefelanteil. Zahlreiche neue Forschungen belegen die besondere Schutzwirkung dieses Vitalstoffs für das Nervengewebe.

Die sensationellste Entdeckung machte Professor Klaus Hager von der Klinik für medizinische Rehabilitation und Geriatrie der Henriettenstiftung in Hannover im Jahr 2003. Er verabreichte 40 Alzheimer-Patienten ein Jahr lang **täglich 600 mg Alpha-Liponsäure** zusätzlich zu ihrer schulmedizinischen Medikation. Das überraschende Ergebnis: Bei 25 Patienten konnte das Fortschreiten der Demenzerkrankung gestoppt werden, in einigen Fällen kam es sogar zu einer deutlichen Besserung des Gedächtnisverlusts.

Da unsere Nahrung bis auf frische Weizenkeime (Gehalt 800 mg/100 g) nur sehr wenig von diesem wertvollen Vitalstoff enthält, sollten Sie zu Fertigpräparaten greifen (siehe Tabelle auf Seite 41).

Diese Nahrungsmittel schützen Ihre grauen Zellen

- Essen Sie **nur Vollkornprodukte**, z. B. Brotwaren, Nudeln und Reis. Diese sorgen für eine gleichmäßige Glukosezufuhr zum Gehirn.

- Nehmen Sie 10 % Ihrer täglichen Fettzufuhr in Form von **Oliven-, Raps- und Erdnussöl** zu sich. Diese Öle enthalten die wichtigen **einfach ungesättigten Fettsäuren**, die die Schutzhülle der Nerven bilden.

- Essen Sie 2- bis 3-mal pro Woche 150 g **frischen Kaltwasserfisch**, z. B. Makrele, Lachs, Thunfisch oder Hering, um Ihren Bedarf an nervenschützenden Omega-3-Fettsäuren zu decken.

- Verzehren Sie **täglich je 1 Portion** aus den folgenden 3 Gruppen: 1. Geflügel, Eier, Fisch, Garnelen; 2. Sojaprodukte, Samen, Kerne, Nüsse; 3. Brokkoli, grüne Erbsen, Rosenkohl, Spinat, Blumenkohl. Diese Nahrungsmittel liefern Ihnen wichtige **Bausteine für Nervenbotenstoffe**, z. B. Methionin, Cholin und Glutamin.

- Trinken Sie mindestens **1,5 l reine Flüssigkeit pro Tag**, z. B. stilles Wasser, grünen Tee oder Früchtetee, um die Durchblutung Ihres Gehirns sicherzustellen.

- **Verzichten** Sie weitgehend **auf Alkohol**. Mehr als 1 Glas Rotwein (zum Essen!) pro Tag schädigt Ihre Gehirnzellen.

Alpha-Liponsäure kann Hautallergien auslösen. Setzen Sie dann das Mittel ab. Falls Sie Antidiabetika oder Krebsmittel einnehmen, dürfen Sie Alpha-Liponsäure wegen möglicher Wechselwirkungen nur unter ärztlicher Kontrolle anwenden. Zwischen der Einnahme von Mineralstoffen und Alpha-Liponsäure sollten mindestens 6 Stunden liegen, da sie sich gegenseitig in ihrer Aufnahme behindern.

Folsäure senkt Ihr Demenz-Risiko um bis zu 50 %!

Eine Studie der Columbia-Universität in New York/USA hat im Januar 2007 belegt, dass Folsäure Ihr Alzheimer-Risiko halbieren kann. Dazu müssen Sie **täglich** mindestens **490 µg Folsäure** zu sich nehmen. Folsäure, die zu den B-Vitaminen zählt, ist in dunkelgrünem Kohl, Vollkorngetreide, Nüssen und Samen sowie Käse und Leber enthalten. Preiswerte Fertigpräparate finden Sie in der Tabelle auf Seite 41. Falls Ihr **Homocysteinspiegel erhöht** ist (> 11 μmol/l), sollten Sie ebenfalls Folsäure sowie Vitamin B_6 und B_{12} einnehmen. Denn diese drei B-Vitamine schützen Ihr Gehirn vor dem Zellgift Homocystein, indem sie es schnell abbauen.

Lecithin und Carnitin sorgen für eine intakte Nervenfunktion

Eine cholesterinarme Ernährung ist ein wichtiger Schutz vor einer Arteriosklerose. Leider enthält sie aber meist **zu wenig essenzielle Fettsäuren**, die wichtige Bausteine für die Gehirnzellen sind und die Schutzhüllen der Nerven bilden. Dem können Sie mit **Lecithin-Präparaten** abhelfen. Sie enthalten die Substanz Cholin, einen wichtigen Bestandteil der Nervenschutzschicht Myelin. Außerdem ist Cholin die Vorstufe des Neurotransmitters Acetylcholin.

Auch aus Omega-3-Fettsäuren, die Sie am besten in Form von **Fischölkapseln** einnehmen, kann sich Ihr

Was Vitalstoffe gegen Demenz wirklich bringen

Sinnvoll:
- alpha-Liponsäure
- Folsäure und B-Vitamine
- Lecithin
- Omega-3-Fettsäuren
- Acetyl-L-Carnitin (ALC)
- Phosphatidylserin

Fragwürdig:
- Idebenon
- Coenzym Q_{10}
- Inositol
- Vinpocetin

Wirkungslos:
- Selegilin

Organismus das Cholin selbst herstellen. Die Aminosäure **Acetyl-L-Carnitin (ALC)** kann als Nahrungsergänzungsmittel die reibungslose Signalübertragung im Gehirn unterstützen und damit ebenfalls vor Gedächtnisverlust schützen. Das ergab eine Auswertung mehrerer Studien durch die Universität London im Jahr 2003. Die Carnitin-Gabe verbesserte das Gedächtnis der Probanden um bis zu 50 %! Diese Steigerung erreichen Sie durch **1,5 bis 3 g Acetyl-L-Carnitin pro Tag** (siehe Tabelle unten).

Ähnlich wirkt offenbar die Aminosäureverbindung **Phosphatidylserin**, die die Zellmembranen der Nervenzellen stabilisiert. Zudem deuten mehrere Untersuchungen darauf hin, dass dieser Vitalstoff auch Verhaltensstörungen und Depressionen bei Demenz-Patienten abmildern kann. Normalerweise produziert das Gehirn diese Substanz selbst. Bei einem Mangel an Methionin (Aminosäure), Folsäure und Vitamin B_{12} sowie essenziellen Fettsäuren funktioniert das aber nicht mehr. Dann sollten Sie **täglich 300 mg Phosphatidylserin** (gewonnen aus Soja und Eigelb) als Präparat einnehmen. Nach vier Wochen können Sie Ihre Dosis auf 100 mg reduzieren.

Falls Sie auf Gerinnungshemmer (z. B. Marcumar®) angewiesen sind, dürfen Sie Phosphatidylserin nur nach ärztlicher Anweisung einnehmen, da es die gerinnungshemmende Wirkung verstärkt!

Das beste Gehirntraining: neue Herausforderungen

Geistige „Beweglichkeit" ist der beste Schutz vor einer Demenzerkrankung. Denn ein gefordertes Gehirn bildet ständig neue Nervenverbindungen aus. Aber Achtung: Das **Geheimnis** liegt in dem **Erlernen**

Preiswerte Präparate zur Vorbeugung einer Demenz

Vitalstoff	Produktname	Monatsbedarf
Acetyl-L-Carnitin	Megamax® L-Carnitin	18 €
Alpha-Liponsäure	Alpha-Lipogamma®, Verla-Lipon®	28 €
Folsäure	Lafol® 0,4 mg, Folverlan® 0,4 mg	4 €
Lecithin	Renatura® Lecithin, Lipidavit®	9 €
Omega-3-Fettsäuren	Lipiscor®, Doppelherz® Lachsöl	4,50 €
Phosphatidylserin	Espara® Phosphatidylserin 60	15 €
Vitamin B_6 und B_{12}	Biovital® A-Z, Vitamin B-Komplex ratiopharm®	3 €
Diese Präparate erhalten Sie in Drogerien, Reformhäusern oder Apotheken.		

von **Neuem** und in der Abwechslung. Das tägliche **Kreuzworträtsel reicht daher nicht**, wie Dr. Joe Verghese von der Albert-Einstein-Hochschule für Medizin in New York herausfand. Seine Studie, die im Januar 2003 in der angesehenen Fachzeitschrift *New England Journal of Medicine* erschien, belegt eindeutig, dass Menschen, die ihr Gehirn mit Brettspielen (z. B. Schach oder Dame) aktiv halten, zu 74 % seltener an Alzheimer oder anderen Demenzformen erkranken. **Aktives Musizieren** hat einen **Schutzfaktor von 69 %**, Kreuzworträtsellösen dagegen nur von 38 %. Auch Tanzen, das von allen sportlichen Aktivitäten mit Abstand am meisten mentale Aufmerksamkeit erfordert, bringt nach der Studie ein um 76 % verringertes Erkrankungsrisiko.

Machen Sie das Lernen zu Ihrem neuen Hobby!

Fotografieren, Singen, Klavierspielen, Fremdsprachen, Modellbau, Briefmarkensammeln, Gartenarbeit, Lesen, Handarbeiten – entdecken Sie ein Hobby (wieder) und bauen Sie es aus. Lernen Sie die neuesten Entwicklungen auf Ihrem Interessengebiet kennen, trauen Sie sich an neue Musikstücke heran oder probieren Sie beim Handarbeiten neue Techniken und Muster aus. Hauptsache, Sie haben Freude und bekommen **neue geistige Anregungen**.

Fast automatisch passiert das übrigens, wenn Sie sich **Gleichgesinnte suchen**, mit denen Sie sich gemeinsam über Ihre Interessen austauschen und beispielsweise gemeinsam Ausstellungen, Konzerte und Sammlerbörsen besuchen oder auf Reisen gehen. Wie wichtig solche anregenden sozialen Kontakte sind, beweist eine Studie des US-Neuropsychologen Professor Robert Wilson an über 800 Probanden über 70 Jahren: Einsamkeit verdoppelt das Alzheimer-Risiko, beschrieb der Forscher im Februar 2007 in der US-Fachzeitschrift *Archives of General Psychiatry* das Ergebnis seiner vierjährigen Untersuchung. **Karten- und Gesellschaftsspiele** von Skat bis Schach sind ebenfalls ein hervorragendes Fitness-Training für Ihr Gehirn – und ermöglichen Ihnen außerdem, regelmäßig „unter die Leute zu kommen".

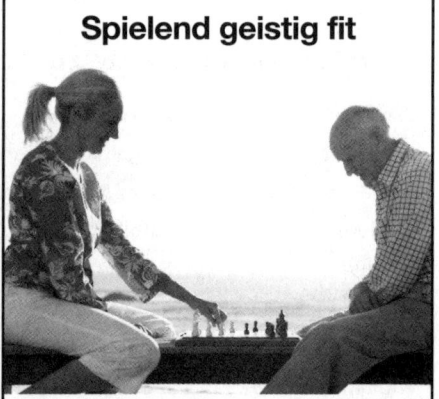

Spielend geistig fit

Wer regelmäßig Schach spielt, reduziert sein Alzheimer-Risiko um bis zu 74 %!

Foto: Getty-Images ™

Das 5-Minuten-Training: Neuer Schwung für Ihr Gehirn

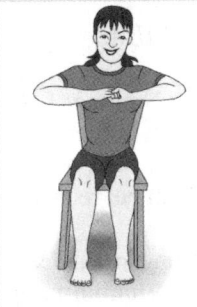

1. Fingerkrallen stärkt Ihre Aufmerksamkeit

Verhaken Sie Ihre Finger vor der Brust wie zwei Krallen. Ziehen Sie die Arme waagerecht mit zunehmender Kraft 10 Sekunden lang auseinander. Atmen Sie dabei ruhig und gleichmäßig weiter. Lösen Sie Ihre Finger und schütteln Sie Ihre Hände aus. Diese Übung löst Muskelverspannungen im Schulter-Nacken-Bereich und verbessert dadurch die Durchblutung Ihres Gehirns.

2. Die liegende Acht fördert Ihre Assoziation

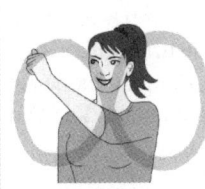

Strecken Sie Ihren linken Arm aus und halten Sie Ihren Daumen nach oben in Augenhöhe. Bewegen Sie Ihren Arm nach links oben, zeichnen Sie 3-mal eine liegende Acht in die Luft und folgen Sie dabei Ihrem Daumen mit den Augen, ohne den Kopf zu bewegen. Wiederholen Sie die Übung mit der rechten Hand, auch nach links oben beginnend. Falten Sie zum Abschluss Ihre Hände, sodass Ihre Daumen über Kreuz liegen, und zeichnen Sie ebenfalls 3-mal eine liegende Acht, wiederum nach links oben beginnend. Diese Übung verbessert die Koordination zwischen Ihren beiden Gehirnhälften und damit das assoziative Erinnern.

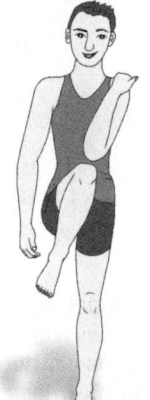

3. Der Knie-Ellbogen-Kuss verbessert Ihre Gehirndurchblutung

Stellen Sie sich aufrecht, die Beine etwa schulterbreit auseinander. Winkeln Sie Ihren rechten Arm an und heben Sie Ihr linkes Knie, bis es Ihren rechten Ellbogen berührt. Wiederholen Sie die Übung mit dem linken Arm und dem rechten Knie. Führen Sie diese Abfolge insgesamt 5-mal aus. Diese Übung können Sie auch im Liegen machen. Sie vertieft den Trainingseffekt von Übung 2 und fördert die Gehirndurchblutung. ■

So senken Sie Ihr Arteriosklerose-Risiko ohne Schulmedizin

Knoblauch und Artischocke befreien Ihre Gefäße

Die Arteriosklerose ist immer noch die Volkskrankheit Nummer 1. Alle 1,3 Minuten stirbt in Deutschland ein Patient an ihren Folgen, meist einem **Herzinfarkt** oder **Schlaganfall**. Das sind jährlich über 400.000 Menschen. Die meisten dieser tragischen Todesfälle wären bei rechtzeitigem Einsatz von natürlichen Heilmitteln vermeidbar.

Die schleichende Erkrankung beginnt mit Mini-Verletzungen der Gefäße. Rote Blutkörperchen, die infolge von **Übersäuerung** oder **Vitaminmangel** verhärten, ritzen die feine Innenschicht der Gefäße ein. **Hoher Blutdruck, Übergewicht** und **Rauchen** verschlimmern diesen Prozess. Auch **freie Sauerstoffradikale** und zu viel Homocystein im Blut (giftiges Abbauprodukt von Fleischmahlzeiten) können bei einem Mangel an Antioxidanzien (= Radikalfänger) die Gefäßverkleidung „anfressen". An der verletzten Stelle lagern sich dann **schlechtes (LDL-) Cholesterin, Fette, Eiweiße und Kalzium** aus dem Blut an. Sie bilden mit der Zeit zähe Ablagerungen (Plaques, siehe Abb. unten) und stören die Durchblutung des gesamten Organismus. Die Arteriosklerose ist also weitgehend eine Zivilisationserkrankung.

Das sind die Folgen der Arteriosklerose:

- **Herzrhythmusstörungen:**
  - Angina pectoris
  - Herzinfarkt

- **Gehirn:**
  - Leistungseinschränkungen
  - Schwindel
  - Schlaganfall

- **Gliedmaßen:**
  - Durchblutungsstörungen, v. a. der Beine (periphere arterielle Verschlusskrankheit – pAVK = Schaufensterkrankheit)

- **Auge:**
  - Netzhautblutungen
  - Erblindung

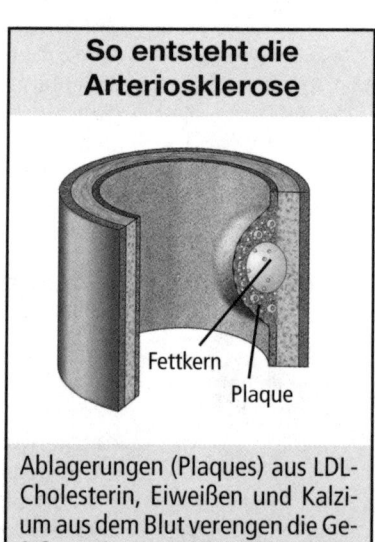

So entsteht die Arteriosklerose

Fettkern

Plaque

Ablagerungen (Plaques) aus LDL-Cholesterin, Eiweißen und Kalzium aus dem Blut verengen die Gefäße und stören die Durchblutung des gesamten Organismus.

Auch **Impotenz** sowie **Nieren- und Verdauungsbeschwerden** sind häufig auf „verstopfte" Gefäße zurückzuführen.

Pflanzenöle, Gemüse und Fisch senken Ihre Blutfettwerte

Die natürliche Behandlung der Arteriosklerose ruht auf drei unverzichtbaren Säulen: 1. Der **Entsäuerung** (siehe Seite 9 ff.), 2. der **Senkung der Blutfettwerte**, besonders des schlechten LDL-Cholesterins, und 3. dem **Einfangen von freien Sauerstoffradikalen.** Denn diese Radikale verändern (oxidieren) das LDL-Cholesterin, sodass es noch aggressiver wirkt und sich schneller in den Gefäßen festsetzt.

Den wichtigsten Beitrag zur Arteriosklerose-Therapie erreichen Sie mit der heilsamen **Mittelmeerkost:** Denn die darin reichlich vorkommenden heilsamen Fettsäuren wie die Omega-3-Fettsäuren, die Linol- und die Alpha-Linolensäure senken Ihre Blutfettwerte und fangen die aggressiven freien Radikale. Während die Omega-3-Fettsäuren (z. B. Eicosapentaensäure - EPA) in Kaltwasserfischen enthalten sind, stammen die Linol- und Alpha-Linolensäure aus Pflanzenölen. Das Verhältnis von Linolsäure zu Alpha-Linolensäure in Ihrer Nahrung, so haben zahlreiche Studien bestätigt, sollte bei etwa 4:1 liegen, um einen optimalen Gefäßschutz zu ergeben. Praktisch bedeutet das für Sie: Verwenden Sie möglichst verschiedene Öle, z. B. Nuss-, Distel- und Olivenöl zu Salaten, Lein-, Raps-, Sonnenblumen- und Maiskeimöle zum Kochen und Braten. Falls Sie an Rheuma leiden, sollte das Verhältnis Linol- zu Alpha-Linolensäure allerdings 2:1 betragen (siehe Seite 116 ff.).

Essen Sie auch 1- bis 3-mal pro Woche ca. 200 g Hering, Makrele, Lachs, Kabeljau, Seelachs, Rotbarsch, Scholle oder Forelle. Auch Hähnchen (ohne Haut), Pute, Kalbfleisch, Rind- oder Kalbfleischsülze, Corned Beef und Geflügelwurst dürfen 3-mal pro Woche auf Ihrem Speiseplan stehen (weitere Lebensmittel siehe Kasten Seite 46).

Nur 1 Glas Rotwein täglich schützt Ihr Herz

Wichtige Erkenntnisse zum Rotwein legte Professor Roger Corder (Queen Mary University, London) auf dem Jahreskongress der Amerikanischen Herz-Gesellschaft im November 2002 in Chicago vor. Danach enthalten nur Rotwein und roter Traubensaft bestimmte Polyphenole (Resveratrol und Quercetin), die die Bildung des Proteins Endothelin-1 in der Gefäßinnenhaut hemmen. Dieses Protein begünstigt Gefäßkrämpfe (Angina pectoris) und fördert Entzündungen sowie Bindegewebswucherungen in der Gefäßwand, die die Bildung der arteriosklerotischen Plaque beschleunigt. Bleiben Sie aber unbedingt bei einem einzigen Glas pro Tag, mehr Alkohol ist gesundheitsschädlich. Trinken Sie Ihren Rotwein am besten zum Essen. Auf diese Weise gelangt er nicht so schnell ins Blut. Und das bedeutet eine wesentlich geringere Belastung der Leber als der Genuss von Alkohol auf nüchternen Magen.

Äpfel und Bananen sind besonders gesund

„Ein Apfel am Tag hält den Doktor fern", sagen die Engländer. Das gilt auch für **Apfelsaft**. Seine antioxidativen Flavonoide und Phenole verhindern Fettablagerungen in den Blutgefäßen und senken so Ihr Arteriosklerose-Risiko. Dazu sollten Sie täglich 350 ml naturreinen Apfeldirektsaft über den Tag verteilt trinken oder 3 mittelgroße Äpfel essen.

Bananen und Aprikosen liefern Ihnen das wertvolle Kalium, das Verkrampfungen der verengten Gefäße vorbeugt und damit Angina-pectoris- und Schlaganfällen vorbeugen kann. Bis sich Ihre neue gesunde Ernährung in Ihren Blutwerten niederschlägt, dauert es drei bis vier Monate.

Gute und schlechte Lebensmittel für Ihre Gefäße

Bevorzugen Sie:
- alle Vollkorngetreide, v. a. Buchweizen, Hirse und Grünkern
- Kartoffeln als Salz-, Pell-, Folienkartoffeln und Püree
- alle Gemüse- und Obstarten der Saison außer den sehr fetten Avocados
- fettarme Milchprodukte, v. a. Buttermilch, Quark, Hüttenkäse, Käse (< 30% Fett i. Tr.), Joghurt
- alle Pflanzenöle: Essen Sie maximal 40 g Streichfett (z. B. Pflanzenmargarine) pro Tag.

Verzichten Sie auf:
- alle Backwaren außer Hefe- und Quark-Öl-Gebäck
- Kartoffelchips
- Kokosnussprodukte
- Vollmilch, Sahne, fetten Käse
- panierten Fisch, Aal, Schalentiere, Fischfrikadellen
- Gans, Ente, rotes Fleisch, Speck, Innereien, alle Wurstwaren außer Geflügelwurst
- Butter, Schmalz, Kokos- und Palmfett
- Nuss-Nougat-Creme, Schokolade, Pralinen, Marzipan, Sahneeis

Knoblauch und Artischocke putzen Ihre Gefäße

Der am besten erforschte pflanzliche Gefäßschützer ist zweifellos der **Knoblauch** *(Allium sativum)*. Er senkt Ihre Blutfettwerte, verhindert die schädliche Umwandlung des LDL-Cholesterins, hemmt die Ablagerung von Kalksalzen und Cholesterin in den Gefäßen, reguliert den Blutdruck und verlangsamt die Blutgerinnung.

Als Gefäßschutz sollten Sie täglich 4 Gramm frischen Knoblauch, am besten in Milch zur Geruchsbindung, zu sich nehmen. Die Tagesdosis von Fertigpräparaten, die Sie z. B. als Kwai® (100 Drgs. 7,10 €) oder Ravalgen® aktiv (140 Kps. 25,55 €) in Drogerien und Apotheken erhalten, sollte mindestens 900 mg des Standardextrakts betragen (siehe Packungsbeilage).

Wenn Sie an erhöhter Blutungsneigung leiden, ASS oder andere Gerinnungshemmer einnehmen, sollten Sie die Einnahme von Knoblauch stets mit Ihrem Arzt besprechen. Vor Operationen und Zahnentfernungen müssen Sie den Knoblauch absetzen.

Als wirksamer Senker der Blutfettwerte (Cholesterin) hat sich die **Artischocke** *(Cynara scolymus)* in zahlreichen Studien erwiesen. Sie fördert die Cholesterinausscheidung über die Galle und hemmt die schädliche Cholesterinbildung in der Leber sowie die gefährliche Umwandlung von LDL-Chlosterin in eine noch aggressivere Form. Artischocke ist nur als Fertigpräparat in Apotheken erhältlich, z. B. als Hepar-SL® forte (50 Kps. 16,70 €), Cyna Bilisan® (50 ml 9,50 €) oder Hewechol (50 Drg. 9,40 €).

Nach Forschungen der Universität Odense/Dänemark schützen sogar 2 Gramm **frischer Ingwer** *(Zingiber officinale)* pro Tag (als Gewürz oder Tee) vor Arteriosklerose. Und indische Wissenschaftler aus Delhi und Udaipur stellten fest, dass die Kombination mit Knoblauch bzw. **Bockshornklee** *(Trigonella foenum-graecum)* die Ingwer-Wirkung noch steigert und zusätzlich den Blutzuckerspiegel senkt sowie die Bildung von Blutgerinnseln hemmt. Bockshornklee-Kapseln erhalten Sie in der Apotheke.

Ballaststoffe: So kriegen Sie Ihr Fett weg

Auch wasserlösliche Ballaststoffe wie **Flohsamenschalen** *(Plantago ovata)*, **Guar** und **Pektin** senken Ihren LDL-Cholesterin-Spiegel um bis zu 15 %, indem sie die cholesterinreichen Gallensäuren im Dünndarm binden. Nehmen Sie dazu 3-mal täglich 1 TL Flohsamenschalen (z. B.

Agiocur, 250 g 16,32 €, aus der Apotheke) in jeweils 1/4 l Flüssigkeit ein. Trinken Sie zudem mindestens 1,5 l reine Flüssigkeit pro Tag. Als ideal gilt die Kombination mit Artischockenpräparaten, die die Abgabe der cholesterinreichen Gallensäuren in den Dünndarm fördern.

Fischöl – sogar die Schulmedizin schwört darauf

Zur Senkung erhöhter Triglycerid- und Cholesterin-Spiegel haben sich Fisch- bzw. Lachsöle mit Omega-3-Fettsäuren hervorragend bewährt. Die notwendige Tagesmenge von 1,5 bis 3 Gramm können Sie allerdings nur über Kapseln erreichen. Das Angebot in Supermärkten und Apotheken ist so groß, dass Sie vorher die Preise vergleichen sollten. Bei Erkrankungen der Leber, der Gallenblase oder der Bauchspeicheldrüse sowie bei Blutgerinnungsstörungen dürfen Sie Fischöl nicht einnehmen.

Falls Sie bereits einen Herzinfarkt erlitten haben, rät Ihnen die Europäische Gesellschaft für Kardiologie zu dem hoch dosierten Fertigpräparat Omacor® aus Lachsöl, das speziell zur Unterstützung der schulmedizinischen Standardtherapie zugelassen ist. Dieses Mittel verschreibt Ihnen Ihr Arzt.

Ginkgo fördert die Durchblutung Ihrer Beine

Die beste Heilpflanze zur Therapie der „Schaufensterkrankheit" (Arteriosklerose in den Beinen (med.: periphere arterielle Verschlusskrankheit, pAVK) ist eindeutig der **Ginkgo biloba** (Japanischer Fächerblattbaum). Die in zahlreichen Studien belegten Wirkungen beruhen auf seinen antioxidativen und gerinnungshemmenden Eigenschaften, die auch die Fließeigenschaft des Bluts verbessern. Bei der pAVK hat sich eine Tagesdosis von 240 mg des standardisierten Spezialextrakts (siehe Packungsaufschrift) als am wirksamsten erwiesen.

Lassen Sie sich Ginkgopräparate wie z. B. Tebonin® unbedingt von Ihrem Therapeuten verschreiben, denn bei Langzeitanwendung kann es zu erhöhter Blutungsneigung kommen.

Unverzichtbar gegen Arteriosklerose: Radikalfänger

Um die Umwandlung des schlechten LDL-Cholesterins in eine noch schädlichere Form zu verhindern, benötigen Sie unbedingt Radikalfänger (Antioxidantien). Im Kapitel Herzerkrankungen (siehe Seite 79 ff.) finden

Sie die am besten dazu geeigneten Vitalstoffe und die notwendigen Tages-
dosierungen. Zudem nennen wir Ihnen dort Vitalstoffpräparate zur Senkung
eines erhöhten Homocysteinspiegels.

Bis naturheilkundliche Verfahren anschlagen, können einige Wochen
vergehen. Setzen Sie daher niemals Ihre ärztlich verordneten Mittel auf
eigene Faust ab, sondern reduzieren Sie die Dosis unter ärztlicher Kontrolle schrittweise. Das gilt auch für natürliche Medikamente, z. B. Bakterienpräparate nach Professor Enderlein oder hoch dosierte Vitalstoffe,
die Ihnen Ihr Therapeut verordnet hat.

Täglich eine halbe Stunde Bewegung hält Ihre Gefäße fit

Mit Wandern, Walking, Joggen, Radfahren, Schwimmen und Tanzen
trainieren Sie Ihre Gefäße optimal. Zum Auf- und Abwärmen sollten Sie
stets auch **Gymnastik** bzw. **Stretching-Übungen** machen, um Verletzungen vorzubeugen. Falls Sie bereits unter spürbaren Gefäßbeschwerden wie
Angina pectoris leiden, sollten Sie Ihre sportlichen Aktivitäten unbedingt
von Ihrem Arzt auswählen lassen. Besonders eignen sich hier die speziellen
Koronar-Sportgruppen, die heute fast jeder örtliche Sportverein und zahlreiche Krankenkassen anbieten.

Genauso hilfreich sind Kneipp-Anwendungen, die Sie ebenfalls nur
nach Rücksprache mit Ihrem Arzt durchführen sollten. So sind z. B. bei
einer Angina pectoris kalte Güsse verboten, weil sie einen akuten Anfall
auslösen können.

Kraftsport senkt Ihren Blutdruck

Kraftsport bzw. medizinisches Gerätetraining, von dem bei
Gefäßkrankheiten früher oft abgeraten wurde, kann Ihre Gefäß-Fitness
ebenfalls nachhaltig stärken. Das berichtete die US-Fachzeitschrift *Archives
of Internal Medicine* im Mai 2002. Voraussetzung für den Erfolg ist allerdings, dass Sie Ihr **Gewichtstraining langsam ausführen**.

Auch sollten Sie nicht nur Ihren Oberkörper trainieren – arbeiten Sie
stets genauso intensiv mit Ihren Beinen. Lassen Sie sich unbedingt vorher
von einem erfahrenen Trainer beraten und in den ersten Stunden auch
beaufsichtigen.

> *Beim Gewichtstraining kommt es nicht allein auf die Masse in Kilo an,
> die Sie bewegen, sondern auf die Zahl der Wiederholungen Ihrer Übun-
> gen: Ein 5-Kilo-Gewicht 10-mal gedrückt, bringt allemal mehr als ein
> 10-Kilo-Gewicht nur 3-mal!* ■

Mit Myrrhe und Akupunktur besiegen Sie Ihre Gelenkschmerzen
Spezialpflaster stabilisieren überlastete Kniegelenke

C hronische Gelenkschmerzen infolge einer Arthrose, d. h. einem Abbau des Gelenkknorpels, sind ein wahres Volksleiden: 41 % der über 65-Jährigen in Deutschland haben damit zu kämpfen. Besonders häufig sind dabei die Knie- und Hüftgelenke betroffen, weil sie das gesamte Körpergewicht tragen und sich daher am stärksten abnutzen. Hinzu kommen Fehlbelastungen durch starke körperliche Arbeit, falsches Schuhwerk, Tragen von Lasten stets nur auf einer Seite und Übergewicht. Die Schulmedizin verordnet synthetische Antirheumatika gegen die Schmerzen, Schwellungen und Entzündungen der abgenutzten Gelenke. Doch die Mittel haben erhebliche Nebenwirkungen, z. B. Magenbeschwerden und Gewichtszunahme. Mit einer Kombination aus Pflanzenextrakten, Akupunktur, Vitalstoffen und Spezialpflastern lassen sich nicht nur die Schmerzen, sondern auch die immer wieder aufflackernden Entzündungen in den abgenutzten Gelenken (siehe Abb. unten) lindern – ohne Nebenwirkungen.

Entzündungen beschleunigen den Knorpelverlust

Das größte Problem bei einer Arthrose sind **Entzündungen der Schleimhäute** im Gelenk, die durch die ständige Reibung der Gelenkflächen auf der schwindenden Knorpelschicht verursacht werden. Diese **aktivierten Arthrosen**, wie sie fachlich genannt werden, beschleunigen den Knorpelschwund. Daran sind besonders die hormonartigen Entzündungsbotenstoffe Interleukin-1 (Il-1) und der Tumornekrose-Faktor alpha (TNF-α) beteiligt. Zum einen zerstören sie direkt den noch vorhande-

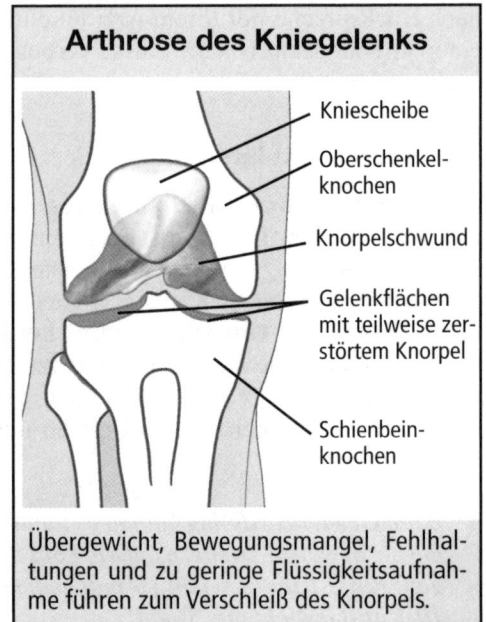

Arthrose des Kniegelenks

Kniescheibe

Oberschenkelknochen

Knorpelschwund

Gelenkflächen mit teilweise zerstörtem Knorpel

Schienbeinknochen

Übergewicht, Bewegungsmangel, Fehlhaltungen und zu geringe Flüssigkeitsaufnahme führen zum Verschleiß des Knorpels.

nen Knorpel, zum anderen hemmen sie die Bildung neuen Knorpels. Der Knorpel schwindet immer mehr, neue Entzündungen folgen und damit weitere Schmerzen – ein Teufelskreis.

Myrrhe, Lavendel, Melisse und Salbei beseitigen Ihre Schmerzen

In der Volksmedizin gelten **Myrrhe, Lavendel, Melisse** und **Salbei** seit Alters her als wirksame Mittel gegen **Scheimhautentzündungen**. Dass sie auch – zusammen mit Akupunktur – gegen Schmerzen bei einer Arthrose helfen, hat der Düsseldorfer Privatdozent und Orthopäde Dr. med. Peter Wehling als erster in Deutschland mit einer Studie an 93 Patienten bewiesen.

Die erste Gruppe der Probanden nahm täglich eine Mischung aus jeweils 20 Tropfen handelsüblicher Urtinkturen aus Myrrhe, Melisse, Salbei und Lavendel (aus der Apotheke) ein. Zusätzlich erhielt diese Gruppe noch zweimal pro Woche eine 35-minütige **Akupunkturbehandlung** nach der Traditionellen Chinesischen Medizin (TCM).

Diese Akupunktur-Punkte wurden in der Studie genadelt:

- Ashi
- Bl 11, Bl 40
- Di 4
- Gb 34
- Ma 34, Ma 35, Ma 36, Ma 44
- MP 10

Die zweite Gruppe bekam gleichzeitig mit der Akupunktur noch jeweils eine **Kortison-Injektion** (40 mg Triamcinolon) direkt in das erkrankte Gelenk. Und die dritte Gruppe wurde **nur mit Akupunktur** behandelt.

Die Kortison-Akupunktur-Kombination bewirkte mit 60 % die größte Schmerzlinderung. Kortison führt bei Langzeitgabe jedoch zu Knochenschwund, Magenbeschwerden und Gewichtszunahme. Auf Platz zwei folgte jedoch bereits die Heilpflanzentherapie mit Akupunktur, die eine **Schmerzreduktion von 50 %** erreichen konnte. Alleinige Akupunktur erwies sich mit einer Schmerzlinderung von ca. 30 % als weniger erfolgreich.

Die kühlende, schmerz- und entzündungshemmende Myrrhe können Sie auch äußerlich in Form des „China-Pflasters" anwenden, das Sie auf das erkrankte Gelenk kleben. Der Preis für 5 China-Pflaster, die Sie derzeit nur in der Schweiz bestellen können (siehe Seite 158), beträgt ca. 20 €.

Vitalstoffe unterstützen die Regeneration des Knorpels

Die Ernährung der knorpelaufbauenden Zellen ist sehr schwierig, da Knorpel keinerlei Blutgefäße enthält, die ihn mit Nährstoffen und Wasser für seine Polsterfunktion versorgen könnten. Knorpel ernährt sich nur durch Diffusion aus der Gelenkflüssigkeit. Daher sollten Sie täglich mindestens 1,5 l stilles Wasser, verdünnte Säfte oder Früchtetee zu sich nehmen, damit die Wirkstoffe auch ins Gelenk gelangen.

Zu den knorpelschützenden Wirkstoffen gehören:

- Hyaluronsäure zur Verbesserung der Gleitfähigkeit im Gelenk und damit indirekt auch zur Entzündungshemmung
- Interleukin-I-Antagonisten (Entzündungshemmer) zur Verhinderung einer aktivierten Arthrose
- Aminosäuren und ähnliche Wirkstoffe zur direkten Ernährung*:
  - Glucosaminsulfat: 1.500 mg
  - S-Adenosyl-Methionin (SAME): 400 mg
  - Methylsulfonylmethan (MSM): 1 g
  - Gelatine: 10 g   * Tagesdosen

Hyaluronsäure und die aufgrund einer Blutprobe speziell für jeden Patienten hergestellten Interleukin-1-Hemmer werden direkt in den Gelenkspalt gespritzt. Sie sind beide von der Schulmedizin anerkannt. Die Kosten von 800 bis 1.500 € werden jedoch nur von privaten Versicherungen bezahlt. Auf wissenschaftliche Anerkennung warten noch die vier anderen Wirkstoffe, die zwischen Medikament und Nahrungsergänzungsmittel liegen. Das Problem bei diesen Stoffen ist nämlich ihre Bioverfügbarkeit. Zwar sind alle natürliche Bausteine der Knorpelsubstanz. Da sie aber eingenommen und im Verdauungstrakt resorbiert werden, lässt sich bislang nicht verlässlich sagen, wie viel der hilfreichen Stoffe letztlich im kranken Gelenk ankommen.

Die Tagestherapiekosten liegen für diese Mittel, die auch als Kombipräparate in Apotheken und Drogerien erhältlich sind, bei 0,30 € für MSM bis zu 2 € für SAME. Präparate sind z. B. Avitale® Glucosamin 500 mg + Chondroitin 400 mg (180 Kps. 46,90 €), Arthromol® (90 Kps. 37,90 €), Doppelherz® System Gelenk 700 (60 Kps. 34,95 €), Vitazell Arthro (90 Kps. 35,50 €), Allpharm MSM (100 Kps. 47,50 €), MSM 500 mg GPH (180 Kps. 39,90 €) und Gall-Pharma SAME 100 mg (60 Kps. 29,60 €). Die Kosten müssen Sie selbst tragen. Nach spätestens acht Wochen sollten Sie eine merkliche Besserung Ihrer Beweglichkeit und Schmerzen spüren, wenn die Wirkstoffe bei Ihnen anschlagen.

> *Achten Sie bei Glucosamin darauf, dass es nicht aus Haifischflossen, sondern aus den neuseeländischen Grünlipp-Muscheln gewonnen wurde. SAME verstärkt die Wirkung von Antidepressiva und sollte nicht bei einer bipolaren (manisch-depressiven) Erkrankung eingenommen werden.*

Taping-Pflaster stabilisieren Ihre überlasteten Gelenke

Das Stabilisieren von überdehnten oder angerissenen Bändern und Sehnen mittels so genannter Tapes wurde von Sportmedizinern entwickelt, um ihren Patienten die schweren Gipsverbände zu ersparen. Bei den klassischen Tapes (engl.: Klebestreifen) handelt es sich um sehr fest gewirkte, selbstklebende Baumwollstreifen (erhältlich z. B. als Urgo® Tape in der Apotheke oder M-Tape bzw. Pressotherm-Sporttape in Sportfachgeschäften). Sie eignen sich hervorragend, um verletzte Gelenke zu stabilisieren und damit Schmerzen zu lindern.

Dass dies auch bei einer Arthrose funktioniert, bewies ein Forscherteam der australischen Universität Melbourne unter der Leitung von Dr. Rana S. Hinman in einer Studie, die im Sommer 2003 vom *British Medical Journal* veröffentlicht wurde und sofort international für Furore sorgte.

An dieser Studie nahmen 87 Patienten über 50 Jahren teil, die seit Jahren an einer entzündeten Kniegelenk-Arthrose (Gonarthritis) litten. Die Probanden wurden in drei gleich große Gruppen aufgeteilt: Die erste Gruppe erhielt ein spezielles festes Knie-Taping aus jeweils einem Pflasterstreifen ober- und unterhalb der Kniescheibe zur Fixierung der Kniescheibe (siehe Abb. links). Die zweite Gruppe wurde mit einem

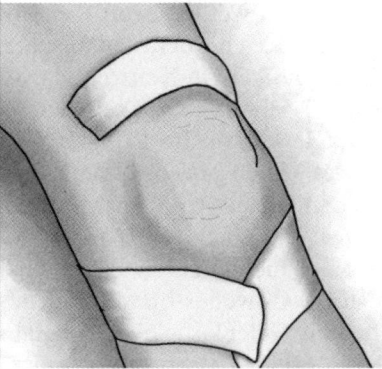

Knie-Taping nach Dr. Hinman

Beim Knie-Taping nach Dr. Hinman werden ein bis zwei feste Pflasterstreifen oberhalb der Kniescheibe mit Zug zur Innenseite aufgeklebt. Die beiden leicht V-förmig applizierten Streifen unterhalb der Kniescheibe stabilisieren das gesamte Kniegelenk.

Placebo-Pflaster versorgt, und die dritte Gruppe, die als Kontrollgruppe diente, wurde überhaupt nicht behandelt. Die Studie dauerte drei Wochen; dabei wurde das Pflaster wöchentlich erneuert.

Drei Wochen „Taping" bringt anhaltende Schmerzlinderung

Die Ergebnisse verblüfften sogar die Forscher: In der Therapiegruppe hatten am **Ende der Behandlungsphase 73 %** der Patienten **weniger Schmerzen** gegenüber 49 % in der Placebogruppe und 10 % in der Kontrollgruppe. Dabei war der bewegungsabhängige Schmerz durch das Taping von durchschnittlich 6 Punkten (Skala 0 bis 10) auf 4 Punkte gesunken. In der Kontrollgruppe blieb er dagegen konstant bei 6 Punkten. Auch die **Beweglichkeit** hatte sich in der ersten Gruppe **deutlich verbessert**. Beide Effekte hielten auch noch drei Wochen nach der Behandlung an.

Diese Taping-Methode können Sie gut selbst **zu Hause anwenden**. Lassen Sie sich aber das korrekte Anlegen der Pflasterstreifen (aus der Apotheke) beim ersten Mal von Ihrem Physiotherapeuten zeigen.

Kinesio-Taping nach Dr. Kase

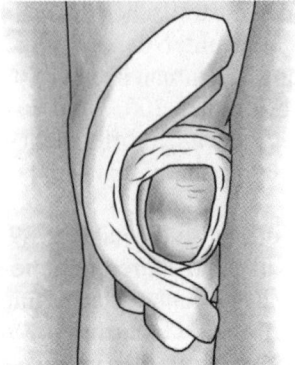

Auch beim Kinesio-Taping werden zwei oder mehr Pflasterstreifen um die Kniescheibe geklebt. Die Lage der Streifen wird jedoch vom Therapeuten individuell nach dem Beschwerdebild des Patienten festgelegt und kann stark variieren.

Kinesio-Taping wirkt auch gegen Schwellungen

Im Gegensatz zum Taping nach Dr. Hinman werden beim Kinesio-Taping, das von dem japanischen Chiropraktiker Dr. Kenzo Kase vor über 30 Jahren entwickelt wurde, spezielle **elastische Pflaster** verwendet. Durch ganz bestimmte Klebetechniken lassen sich Muskeln, Sehnen und Bänder entspannen, sodass sich die Durchblutung und der gestörte Gewebestoffwechsel des kranken Gelenks wieder normalisieren können (siehe Abb. links). Außerdem führt das Kinesio-Taping (Kinesio = griech. Bewegung) zu einer Anregung des Lymphabflusses und verhindert damit Schwellungen. Das alles reduziert die Schmerzen, und der Patient kann sein Knie wieder besser bewegen. ■

Wie Sie Ihre Sehkraft auf natürliche Weise bis ins hohe Alter bewahren
Vitalstoffe und Ginkgo-Extrakte schützen Ihr Augenlicht

Praktisch alle Teile der Augen können erkranken (siehe Abb. unten). Doch hinter den meisten Erkrankungen steckt mehr als nur ein lokales Krankheitsgeschehen. In der Regel kommen mehrere schädliche Faktoren zusammen wie zu geringe Trinkmengen, Arteriosklerose, Bluthochdruck, Diabetes und auch Schäden durch die UV-Strahlung des Sonnenlichts.

Das sind die häufigsten degenerativen Augenerkrankungen:

- **Grauer Star** (Katarakt): Eintrübung der Linse
- **Grüner Star** (Glaukom): erhöhter Augeninnendruck durch einen gestörten Abfluss der Kammerwassers und dadurch Quetschung des Sehnervs
- **Makula-Degeneration** (AMD): Absterben der Sehzellen im Bereich des schärfsten Sehens (Makula)
- **diabetische Augenschäden**: Ablagerung von zuckerhaltigen Stoffen in Netzhaut und Linse sowie Einwachsen von Gefäßen in den Glaskörper

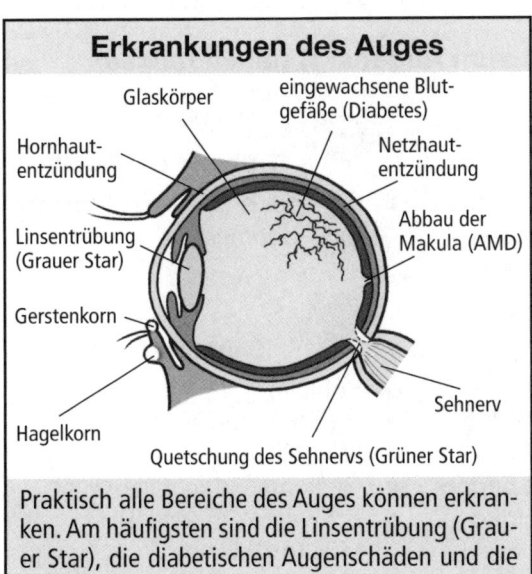

Erkrankungen des Auges

Glaskörper — eingewachsene Blutgefäße (Diabetes) — Hornhautentzündung — Netzhautentzündung — Linsentrübung (Grauer Star) — Abbau der Makula (AMD) — Gerstenkorn — Sehnerv — Hagelkorn — Quetschung des Sehnervs (Grüner Star)

Praktisch alle Bereiche des Auges können erkranken. Am häufigsten sind die Linsentrübung (Grauer Star), die diabetischen Augenschäden und die Makula-Degeneration.

Alle Erkrankungen führen unbehandelt zu **schweren Sehstörungen** und schlimmstenfalls zur vollständigen **Erblindung**. Deshalb ist eine rechtzeitige Vorbeugung bzw. Vermeidung von beeinflussbaren Risikofaktoren so eminent wichtig für die Gesundheit Ihrer Augen. Falls Ihre Sehkraft infolge einer Linsentrübung bereits stärker eingeschränkt ist: Warten Sie nicht all zu lange, lassen Sie sich eine **Kunstlinse** einsetzen. Diese gut verträgliche, **ambulante**

Operation schenkt Ihnen Ihre Sehkraft wieder und **schützt Sie vor Unfällen** im und außer Haus. Der Einsatz einer Kunstlinse ist auch in höherem Alter über 80 Jahren überhaupt kein Problem – und wird von allen Krankenkassen bezahlt! Bei einem **erhöhten Augeninnendruck** (Grüner Star) dürfen Sie die ärztlich verordneten Tropfen nicht eigenmächtig absetzen.

Achten Sie auf eine ausreichende Flüssigkeitszufuhr!

Eine zu geringe Trinkmenge fördert die Entwicklung einer **Arteriosklerose** und **diabetische Schäden.** Außerdem wird auch die **Entsorgung** des Auges von eigenen Stoffwechselabfällen über die Lymphgefäße **beeinträchtigt.** Darüber hinaus wird die **Augenlinse,** die keine eigenen Blutgefäße besitzt und sich daher direkt von den Nährstoffen aus dem sie umgebenden Kammerwasser ernährt, **schlechter versorgt** (siehe Abb. Seite 55). Dadurch kann sich langfristig eine Linsentrübung (Grauer Star) entwickeln. Für eine optimale Versorgung Ihrer Augen sollten Sie täglich 2 bis 2,5 l stilles Mineral- bzw. Leitungswasser, Früchtetee oder verdünnte Fruchtsäfte trinken.

Falls Sie an stark erhöhtem Blutdruck oder schwerer Herz- bzw. Nierenschwäche leiden, muss Ihr Arzt die Trinkmenge festlegen. Denn eine plötzliche Erhöhung der täglichen Flüssigkeitszufuhr kann bei diesen Erkrankungen zu einer Verschlechterung der Beschwerden führen.

Wann Sie sofort zum Augenarzt gehen müssen

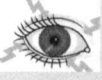 **Starke Schmerzen**

- mit oder ohne Begleitsymptome, z. B. Sehstörungen
- nach Verletzungen (Prellungen, „Veilchen")

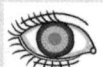 **Trübung der Pupille**

- mit oder ohne Sehstörungen bzw. Schmerzen

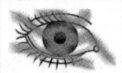 **Sehstörungen**

- Schleier
- verschwommene Sicht
- Lichtblitze
- Gesichtsfeldausfälle
- schwarze Objekte (Ruß, Mücken, Wand)
- Verlust des Farbensehens

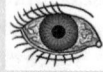 **Rötung des Auges**

- ohne erkennbaren Anlass (z. B. Zugluft oder Erkältung)
- nach Reisen in nordafrikanische Länder (Infektionen, z. B. Trachom!)

Ginkgo fördert die Durchblutung der Netzhaut

Der Extrakt aus Ginkgo biloba (siehe Foto) verbessert die **Durchblutung** und damit auch den Abtransport von schädlichen Stoffwechselprodukten aus der Netzhaut. Damit kann Ihnen die Einnahme von Ginkgo bei Augenbeschwerden helfen, die mit einer gestörten Durchblutung einhergehen, wie die **Linsentrübung** und die **Makula-Degeneration**.

Allerdings müssen Sie Ginkgo-Mittel (z. B. Craton®, Tebonin®, Rökan® oder Gingium®) gegen Augenbeschwerden aus eigener Tasche bezahlen (Kosten einer Tagesdosis ca. 0,40 bis 0,60 €).

Unser Rat: Um die optimale Wirkung von Ginkgo zu erreichen, sollten Sie möglichst 14 Tage vor Beginn der Einnahme eine allgemeine **Entgiftungskur** mit speziellen **spagyrischen Essenzen** (Phönix®-Tropfen) beginnen (Anleitung siehe Seite 28). Bei starker **Übersäuerung**, erkennbar z. B. an rheumatischen Beschwerden, empfehlen wir Ihnen dringend eine Ernährungsumstellung auf basenreiche Frischkost bzw. die Einnahme von Basenmitteln (siehe Seite 9 ff).

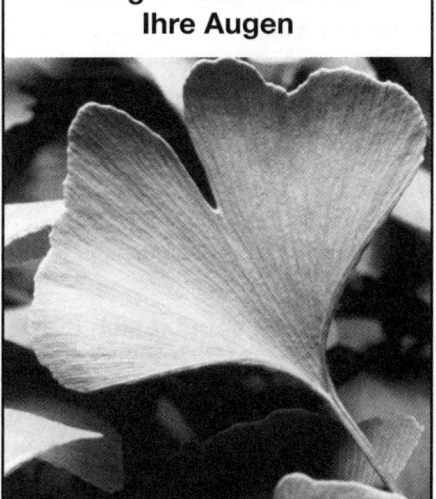

Ginkgo: neue Kraft für Ihre Augen

Ginkgo-Extrakte verbessern nachgewiesenermaßen die Durchblutung der Netzhaut und damit die Sehkraft.

© Schwabe Arzneimittel GmbH

> *Besprechen Sie die Einnahme von Ginkgo-Präparaten unbedingt mit Ihrem Therapeuten, da es bei der Langzeiteinnahme in seltenen Fällen zu Störungen der Blutgerinnung mit spontanen Blutungen kommen kann. Vor Operationen und größeren kieferchirurgischen Eingriffen müssen Sie daher die Ginkgo-Einnahme nach Absprache mit Ihrem Arzt rechtzeitig unterbrechen.*

Radikalfänger bewahren Ihre Augen vor UV-Schäden

Karotten sind gut für die Augen – denn die „gelben Rüben" enthalten reichlich Vitamin A und seine Vorstufe Beta-Carotin. Vitamin-A-Mangel führt zu **Sehstörungen bei Zwielicht** (z. B. in der Dämmerung), **Nacht-**

blindheit und erhöhter **Blendempfindlichkeit**. Neben den wichtigen großen Antioxidantien **Vitamin C und E** benötigen Ihre Augen täglich auch **Kupfer, Selen und Zink.**

Hinzu kommen die speziellen Augenvitamine **Lutein, Lycopin und Zeaxantin** aus der Gruppe der Carotinoide (Pflanzenfarbstoffe). Alle diese Substanzen schützen Ihre Augen vor Schäden durch das unsichtbare UV-Licht der Sonne und das energiereiche Blaulicht, einen wichtigen Teil des sichtbaren Lichtspektrums. Beide Lichtanteile können die Sehzellen Ihrer Netzhaut sowohl direkt als auch indirekt durch die Bildung freier **Sauerstoffradikale** schädigen und den genannten Augenleiden Vorschub leisten.

Mit Glutathion schützt sich die Augenlinse selbst

Gegen freie Radikale schützt sich die Augenlinse auf mehrfache Weise selbst: So ist ihr **Vitamin-C**-Gehalt 50-mal höher als in anderen Geweben. Zudem speichert sie das Antioxidans Vitamin E und die Aminosäure Glutathion, die beide ebenfalls stark antioxidativ wirken. Letztere kann sogar durch Radikale oxidiertes Vitamin C und E reaktivieren.

Das Glutathion wird von der Leber hergestellt, die dazu unbedingt das Spurenelement Selen benötigt (Tagesbedarf siehe Tabelle Seite 59). Verwertbares Glutathion liefern Ihnen auch zahlreiche pflanzliche Nahrungsmittel, z. B. Avocados, Wassermelonen, Spargel, Kartoffeln, Orangen, Zucchini, Tomaten, Grünkohl, Brokkoli und Spinat.

Carotinoide senken Ihr Risiko für den Grauen Star

Die zuletzt genannten vier Gemüsearten sind ohnehin eine wichtige „Augenkost", denn sie enthalten auch reichlich von den Pflanzenfarbstoffen Lutein, Lycopin bzw. Zeaxantin (siehe Kasten auf Seite 57), die die Augenlinse ebenfalls vor einer Eintrübung schützen.

Die tägliche Zufuhr von Vitalstoffen kann Sie auch vor einer Makula-Degeneration bewahren bzw. das Fortschreiten einer bereits begonnenen Erkrankung bremsen.

Diese Tagesdosen helfen gegen die Makula-Degeneration:

- Vitamin C: 500 mg
- Vitamin E: 400 I. E. (Int. Einh.)
- Beta-Carotin: 15 mg
- Kupfer: 2 mg
- Zink: 15 bis 35 mg

Falls Sie Raucher sind, sollten Sie jedoch nicht mehr als 20 mg isoliertes Beta-Carotin, d. h. Beta-Carotin in Form von Fertigpräparaten, einnehmen. Denn es ist nicht auszuschließen, dass isoliertes Beta-Carotin Ihr Lungenkrebsrisiko erhöht. Das gilt jedoch nur für synthetisches Beta-Carotin in Fertigpäparaten, nicht für natürliches, das Sie direkt aus der Nahrung aufnehmen.

Und so schützen Sie die bereits erwähnten Carotinoide Lutein und Zeaxanthin vor einer Makula-Degeneration: Beide neutralisieren freie Radikale und verstärken die **Bildung des Makula-Pigments**. Dieses Pigment absorbiert das energiereiche blaue Licht der Sonnenstrahlung und bewahrt dadurch die dicht stehenden Sehzellen im Bereich der Makula vor Schäden.

Gekochtes Gemüse: der beste Carotinoid-Lieferant

Am besten und natürlichsten decken Sie Ihren Vitalstoffbedarf über Ihre Ernährung. Beim **Lycopin** ist das mit einem kleinen Glas **Tomatensaft** täglich auch ganz einfach (100 ml Saft enthalten 7 bis 15 mg Lycopin). Bei den anderen Carotinoiden (Lutein, Zeaxantin und Beta-Carotin) müssen Sie berücksichtigen, dass diese wertvollen Vitalstoffe sehr fest in den Pflanzenzellen gebunden sind und erst gelöst werden müssen:

Daher sollten Sie nicht nur Grünkohl, Spinat und Brokkoli, sondern auch Karotten und Tomaten schonend mit wenig Wasser dünsten und anschließend im Mixer pürieren. Fügen Sie zudem einige Tropfen eines hochwertigen **kalt gepressten Pflanzenöls** (z. B. Raps-, Lein- oder Olivenöl) vor dem Servieren hinzu, da Fett die Aufnahme dieser Vitalstoffe im Darm verbessert.

Zur Ergänzung Ihrer Vitalstoffzufuhr bieten die Apotheken einige speziell auf die Bedürfnisse der Augen abgestimmte Vitalstoffpräparate an, z. B. Antioxidans plus® (mit Gluthation), OrthoVision® oder OxyLyc® (Monatsbedarf ca. 17 €).

Die 10 wichtigsten Vitalstoffe für Ihre Augen*	
Vitamin A	3.000 I. E.**
Beta-Carotin	2 bis 15 mg
Vitamin C	150 bis 500 mg
Vitamin E	100 bis 400 I. E.**
Lutein	6 bis 15 mg
Lycopin	6 mg
Zeaxantin	6 mg
Kupfer	2 mg
Selen	50 bis 100 µg
Zink	15 bis 35 mg
* Tagesbedarf ** I. E. = Internationale Einheiten	

Auch diese natürlichen Verfahren helfen Ihnen bei Augenleiden:

- **Chronische Augenentzündung (Uveitis):** Eiweißverzicht, Enderlein-Therapie, Homotoxikologie nach Dr. Reckeweg, Thymuspeptide, UV-Licht, Herdsanierung, Homöopathie

- **Grauer Star und Durchblutungsstörungen:** Phytotherapie mit Ginkgo, Enderlein-Therapie, Organpräparate, TCM-Akupunktur, Vitalstoffe (siehe Seite 58), Homotoxikologie nach Dr. Reckeweg, Neuraltherapie, Ozontherapie, Eigenbluttherapie

- **Erhöhter Augeninnendruck** (Grüner Star): autogenes Training, Yoga, TCM-Akupunktur, Homotoxikologie nach Dr. Reckeweg, Eigenbluttherapie, Neuraltherapie

- **Makula-Degeneration:** Akupunktur, Vitalstoffe (siehe Seite 58) sowie alle unter Durchblutungsstörungen genannten Verfahren

- **Netzhautablösung:** Augenakupunktur, Ozontherapie

Vitalstoffe für Ihre Augen:
Das sind die besten natürlichen Quellen

- **Vitamin A:** Leber, Fischöl (Lebertran), Eier und Käse.

- **Beta-Carotin:** gelbe und rote Paprika, Karotten, Wirsing, Grünkohl, Endivien, Brokkoli, Spinat, getrocknete Aprikosen

- **Vitamin C:** Hagebutten, Johannis- und Sanddornbeeren, Zitrusfrüchte, Kiwis, Sauerkraut, rote und grüne Paprika, Brokkoli, Rosen- und Grünkohl

- **Vitamin E:** Weizen (Keime und Öl), Quinoa, Sonnenblumen-, Erdnuss-, Soja- und Olivenöl

- **Lutein:** Grünkohl, Spinat, Brokkoli, Rosenkohl

- **Zeaxantin:** (Zucker-)Mais

- **Lycopin:** Tomatensaft, -mark oder -püree

- **Kupfer:** Scholle, Hülsenfrüchte, Roggen, Sonnenblumenkerne

- **Selen:** Bio-Pilze, Weizenkleie, Seefisch, Muscheln, Krabben, Eier, Rindfleisch, Rosenkohl

- **Zink:** Austern, Rindfleisch, Thunfisch, Putenbrust, (Zucker-)Mais, Haferflocken, Weizenkeime

Im Gegensatz zu den privaten Krankenversicherungen übernehmen die gesetzlichen Krankenkassen die Kosten für die genannten Verfahren nur in seltenen Ausnahmefällen, wenn schulmedizinische Therapien erfolglos geblieben sind.

Verbessern Sie Ihre Sehkraft mit Yoga-Übungen

Yoga-Übungen eignen sich hervorragend, um Ihre Sehkraft zu verbessern. Denn die mit meditativer Gelassenheit ausgeführten Übungen versetzen das Gehirn in einen entspannten Wachzustand und fördern so die Aufnahme und Verarbeitung von Sinneswahrnehmungen.

Übung 1: Der Baum

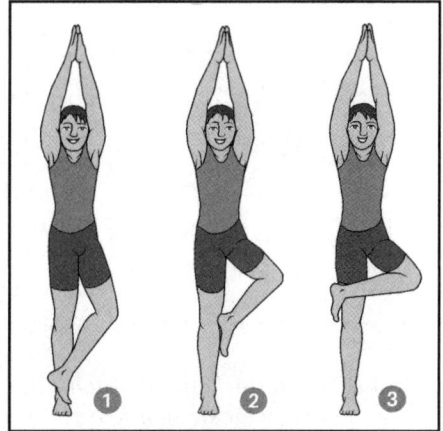

Ausgangsstellung: aufrechter Stand. Stellen Sie den linken Fuß locker auf den Spann des rechten Fußes. Legen Sie nun die Handflächen vor der Brust zusammen und strecken Sie die Arme langsam nach oben (siehe Abb. rechts ❶). Halten Sie das Gleichgewicht und atmen Sie ruhig ein und aus. Danach gehen Sie langsam zurück zur Ausgangsstellung und wiederholen die Übung mit der anderen Seite.

Später können Sie, statt den Fuß auf den Spann zu stellen, die Fußsohle in Kniehöhe auf die Innenseite des anderen Beines stützen (siehe Abb. ❷). Noch weiter Fortgeschrittene legen den Fuß unterhalb der Leiste quer über den Oberschenkel des anderen Beins (siehe Abb. ❸).

Yoga sollten Sie möglichst unter fachkundiger Anleitung erlernen. Später können Sie Ihr Übungsprogramm Schritt für Schritt selbständig festigen, z. B. mit der FID-Entspannung-CD „Yoga", die Sie zum Preis von 14,95 € über den N&G-Nachbestellservice (siehe Seite 158) erhalten.

Übung 2: Der Pflug

Ausgangsstellung: entspannte Rückenlage; die Arme liegen seitlich neben Ihrem Körper, die Handflächen berühren dabei den Boden. Heben Sie langsam die Beine und führen Sie sie gestreckt über den Kopf hinweg, bis Sie mit den Zehen den Boden berühren. Falls nötig, können Sie sich

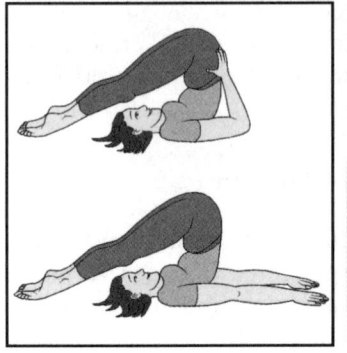

mit den Händen im Hüftbereich abstützen. Bleiben Sie einige Atemzüge lang in dieser Stellung. Danach kehren Sie langsam wieder zur Ausgangsstellung zurück.

Falls Sie an Beschwerden der Halswirbelsäule, einem Grünen Star oder einer Netzhautschädigung leiden, sollten Sie auf diese Übung verzichten, da sie die Halswirbelsäule zu stark dehnt und einen zu starken Druck auf die Augen bewirkt.

Übung 3: Das Pendel

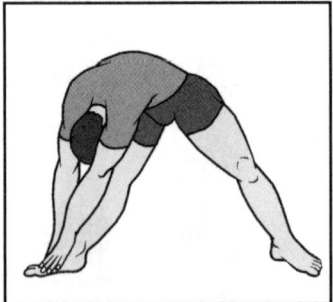

Ausgangsstellung: gegrätschte Beine. Führen Sie die Arme seitwärts dehnend weit über den Kopf, beugen Sie sich dann nach rechts, greifen Sie in Kniehöhe Ihr rechtes Bein und gleiten Sie mit den Händen nach unten in Richtung Fußknöchel. Die Stirn nähert sich dem Knie so weit wie möglich. Bleiben Sie einen Atemzug lang in dieser Position. Dann heben Sie Rumpf und Arme wieder und wiederholen die Übung zur linken Seite.

Falls Sie an starkem Bluthochdruck leiden, sollten Sie auf diese Übung verzichten, weil sie den Kreislauf zu stark belastet.

Besser bei Grünem Star: autogenes Training

Falls Sie an einem erhöhten Augeninnendruck (Grüner Star, Glaukom) leiden oder ein erhöhtes Risiko dafür haben, empfehlen wir Ihnen das autogene Training. Wählen Sie möglichst einen Therapeuten (z. B. Augenarzt), bei dem Sie das preisgekrönte **Marburger Spezialtraining** für Glaukom-Patienten erlernen können, das auf dem klassischen autogenen Training basiert und von der Augenärztin Professor Ilse Strempel sowie dem Psychologen Dr. Gert Kaluza entwickelt wurde. Es besteht aus acht aufeinander aufbauenden Sitzungen. In einer Studie der Universität Marburg senkte dieses Spezialtraining bei rund 40 % der Probanden den Augeninnendruck so weit, dass sie keine schulmedizinischen Augentropfen mehr brauchten. Diese positive Wirkung blieb auch nach Beendigung der Studie bestehen. ∎

Mit Fischöl halten Sie die Bronchialentzündung bei Asthma in Schach
Magnesium verhindert die gefährlichen Atemwegskrämpfe

Der Begriff Asthma stammt aus dem Altgriechischen und bedeutet **Atemnot**. Und genau das charakterisiert den Asthmaanfall, bei dem sich die Bronchien (siehe Abb. Seite 64) verkrampfen. Anfangs fällt den Patienten besonders das Ausatmen schwer. Im weiteren Verlauf des Anfalls wird auch das Einatmen immer stärker behindert, da sich noch alte Luft in der Lunge befindet. Ursache für die Verkrampfung der Bronchien ist eine chronische Entzündung der Schleimhaut in diesen feinen Atemwegen.

Das sind die beiden klassischen Asthma-Formen:

1. **Allergisches Asthma** aufgrund einer allergischen Entzündung. Auftreten häufig bereits im Kindesalter, Vorläufer oft Heuschnupfen.
2. **Nicht-allergisches Asthma** aufgrund von Infektionen, Arzneimittelunverträglichkeiten, Staub und Gasen. Tritt häufig erst im mittleren Erwachsenenalter auf.

In der Praxis treten die beiden Arten aber nur bei jeweils 10 % der Patienten in Reinform auf, d. h., **80 %** aller Asthmatiker leiden an einer **Mischform aus beiden Asthmatypen**. Gerät der Patient in eine Situation, in der sich seine Bronchien automatisch verengen, z. B. bei kalter Luft oder Zigarettenrauch, „klappen" die Atemwege zu – der akute Asthmaanfall beginnt.

Äußere Faktoren sind die häufigsten Auslöser:

- Einatmen von Allergenen, v. a. Pollen, Sporen von Schimmelpilzen, Milbenkot im Hausstaub, Tierhaare und Federn
- Einatmen von Feinstaub (z. B. Ruß), Gasen (Ozon), Lösungsmitteldämpfen, Putzmitteln und Zigarettenrauch
- Unverträglichkeit von Lebensmitteln bzw. Farb- und Konservierungsstoffen
- kalte Luft
- körperliche Anstrengung (Belastungsasthma)
- Stress, v. a. Angst und Zeitdruck
- Unverträglichkeit von Arzneimitteln, v. a. Schmerzmittel (z. B. ASS, Ibuprofen, Diclofenac, Paracetamol, Naproxen)
- akute Erkältungen der Atemwege

Nach einer internationalen Studie, die im Juni 2007 in der US-Fachzeitschrift *American Journal of Respiratory and Critical Care Medicine* erschien, sind die modernen Raumsprays und **Reinigungsmittel zum Sprühen** die inzwischen stärksten Asthmaauslöser.

Kortison und Co.: am besten zur Inhalation

Ein Asthmaanfall kann Lebensgefahr bedeuten. Jährlich sterben 5.000 Bundesbürger daran. Daher ist bei häufigen bzw. dauerhaften Beschwerden eine **schulmedizinische Arzneimitteltherapie** unverzichtbar und **lebensrettend**. Dabei unterscheidet die Medizin zwischen einer täglich verabreichten entzündungshemmenden Basistherapie und einer bronchienerweiternden Akuttherapie beim Asthmaanfall.

Wichtige schulmedizinische Mittel gegen Asthma sind:

- **Basis-Wirkstoffe:** Acetylcystein (ACC), Kortison, Cromoglycinsäure, Montelukast
- **Akut-Wirkstoffe:** ß-Sympatomimetika, Theophyllin, Anticholinergika

Bei Einnahme von Theophyllin sollten Sie Ihren Vitamin-B$_6$-Spiegel vom Arzt kontrollieren lassen. Der Wirkstoff steht im Verdacht, zu einem erhöhten Verbrauch an diesem Vitamin zu führen.

Omega-3-Fettsäuren bremsen die Entzündungen bei Asthma

Mit natürlichen Verfahren können Sie Asthmaanfällen häufig wirksam vorbeugen und dadurch auch die Dosis der notwendigen schulmedizinischen Medikamente verringern. An erster Stelle stehen dabei die Omega-3-Fettsäuren aus Fischöl. Nach einer Übersicht der Nationalen Gesundheitsbehörde der USA von 2004 über mehr als 300 Studien haben sich diese wertvollen Fettsäuren sowohl

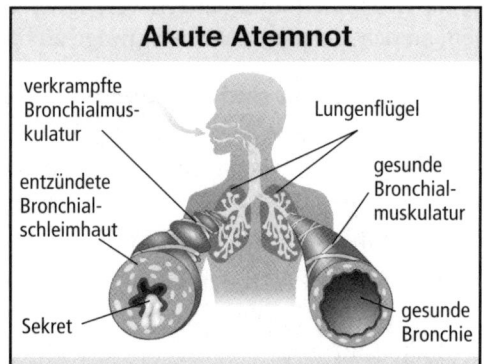

Akute Atemnot

verkrampfte Bronchialmuskulatur

Lungenflügel

entzündete Bronchialschleimhaut

gesunde Bronchialmuskulatur

Sekret

gesunde Bronchie

Bei chronischem Bronchialasthma verengt eine ständige Entzündung die Bronchien (Luftwege). Zudem reagiert die Bronchialmuskulatur besonders auf äußere Reize wie kalte Luft übersteigert und verkrampft. Das Resultat ist ein Asthmaanfall mit akuter Atemnot.

bei Kindern als auch bei Erwachsenen eindeutig zur Vorbeugung von Asthmaanfällen bewährt. Sie hemmen die Entzündung in den Bronchien und erleichtern dadurch die Atmung. Die tägliche Fischöl-Dosis liegt bei 3 bis 5 g; die genaue Höhe und das passende, bei gleichzeitiger Herzerkrankung sogar erstattungsfähige Präparat (z. B. Omacor®) sollte Ihr Arzt festlegen.

Magnesium verhindert Bronchialkrämpfe

Auch Magnesium kann den Bedarf an Medikamenten deutlich verringern, wie eine brasilianische Studie an schwer asthmakranken Kindern und Jugendlichen zeigte. Alle 37 Teilnehmer konnten ihre üblichen Asthma-Medikamente weiter benutzen und nahmen dazu zwei Monate 300 mg Magnesium täglich bzw. ein Placebo ein. Das Ergebnis: Die Magnesium-Tester hatten 28 % weniger Asthmabeschwerden und konnten fast 40 % Ihrer Medikamente einsparen. Nach einem Bericht der Fachzeitschrift *European Journal of Clinical Nutrition* vom Juni 2006 entspannt **Magnesium** das Bronchialsystem. Neben dem krampflösenden Magnesium gibt es noch vier weitere Vitalstoffe, mit denen Sie den Asthmaanfällen ebenfalls vorbeugen können.

Weitere Vitalstoffe zur Vorbeugung von Asthmaanfällen sind: **Vitamin C** (bis 3 g/Tag), **Vitamin E** (bis 400 I. E./Tag), **Selen** (50 bis 70 μg/Tag), **Zink** (50 mg/Tag). Auch hier sollten Sie die Dosierung gemeinsam mit Ihrem Therapeuten festlegen.

Die besten Naturheil-Verfahren gegen Asthma

- Atemübungen
- Eigenbluttherapie
- Entspannungsverfahren, z. B. Yoga oder Tai Chi
- Hypoallergene Kost
- Hyposensibilisierung gegen Pollen und Co.
- Klassische Homöopathie
- Klimatherapie (See, Gebirge)
- Kneipp-Anwendungen
- Neuraltherapie nach Dr. Huneke
- Psychotherapie bei starken Ängsten und zur Stressbewältigung
- Rhythmische Einreibungen nach der anthroposophischen Medizin
- Sanum-Therapie nach Professor Enderlein
- Sauerstofftherapie
- Traditionelle Chinesische Medizin (TCM), v. a. Akupunktur und Moxa-Therapie
- Zilgrei-Übungen

Eukalyptus, Efeu und Primel befreien Ihre Atemwege

Da Sie als Asthma-Patient ohnehin mindestens 2 l reine Flüssigkeit pro Tag trinken sollten, um das Bronchialsekret zu lösen, sind Heiltees eine optimale Lösung für Sie. Gegen **Entzündungen der Bronchien** helfen Ihnen die Heilpflanzen Eukalyptus, Grindelia, Bischofskraut (Khella) und Weihrauch (auf Privatrezept, siehe Seite 65). Gegen Sekretstau empfehlen wir Ihnen Eibisch, Efeu, Huflattich, Pestwurz, Schlüsselblume, Spitzwegerich, Thymian und Weißen Andorn. Falls Sie Fertigpräparate (Tinkturen oder Kapseln aus der Apotheke) bevorzugen, sollten Sie diese jeweils mit einem Glas Wasser einnehmen.

Heiltee gegen Verschleimung und Bronchialkrämpfe

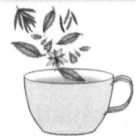

Mischen Sie je 30 g Schlüsselblumenwurzel, Spitzwegerichblätter und Eibischkraut mit 10 g Thymiankraut (alle getrocknet aus der Apotheke). Übergießen Sie 2 gehäufte TL Kräuter mit 1/4 l heißem Wasser und lassen Sie den Tee zugedeckt 10 Minuten ziehen. Trinken Sie 2-mal täglich 1 Tasse frischen mit Honig gesüßten Tee.

Das ebenfalls gegen Bronchialkrämpfe verwendete Meerträubelkraut (Ephedra) wurde zum 1. Juli 2007 wegen Suchtgefahr und schwerer Nebenwirkungen verboten; es darf nicht mehr angewendet werden.

Sehr wichtig ist, dass Sie Ihre natürliche Vorbeugung mit **Atemübungen** zur Kräftigung Ihrer Bronchialmuskulatur unterstützen – und zwar täglich (siehe Übung Kasten unten). ∎

Atemübung: die flackernde Kerze

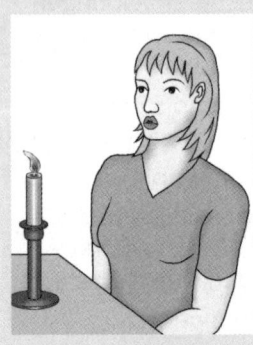

Stellen Sie eine brennende Kerze etwa 30 cm vor Ihren Mund. Pusten Sie jetzt mit gespitzten Lippen nur so fest, dass die Flamme ganz leicht flackert. Wiederholen Sie die Übung in verschiedenen Abständen zur Kerze: Machen Sie dazwischen kurze Pausen. Übungsdauer: 10 Minuten pro Tag.
Variante für Fortgeschrittene: Wenn Sie die Übung ohne Anstrengung beherrschen, sollten Sie nur noch so zart pusten, dass die Flamme ganz leicht zittert.

Endlich Hilfe durch Wurmtherapie und Weihrauch bei Darmentzündungen
Schmerzattacken und Durchfälle sinken um 75 %

Die chronischen Darmerkrankungen **Morbus Crohn** und **Colitis ulcerosa** gehören zu den Autoimmunerkrankungen: Die körpereigene Immunabwehr greift die Schleimhäute des Darms an und zerstört sie (siehe Abb. unten). Schwere Durchfälle, kolikartige Schmerzen und ein Nährstoffmangel sind die Folgen, die die Schulmedizin mit Kortison und Immunsuppressiva in Schach hält – um den Preis schwerer Nebenwirkungen wie Osteoporose und erhöhter Infektionsanfälligkeit.

Die beste Methode: ein Cocktail aus Wurmeiern

Die Wurm-Therapie stammt von dem Magen-Darm-Spezialisten Professor Robert W. Summers von der US-Universität Iowa City. Das Therapieprinzip ist sehr einfach: Durch künstlich zugeführte Darmparasiten wird das überaktive Immunsystem auf echte „Fremdlinge" konzentriert und lässt vom Angriff auf das körpereigene Gewebe ab.

Dass die Wurm-Therapie tatsächlich wirkt, bestätigt u. a. die Studie von Professor Summers, die die britische Fachzeitschrift *Gut* im Januar 2005 veröffentlichte. An dieser Studie nahmen 29 Patienten, die an einem schweren Verlauf der Crohn-Krankheit litten, teil. Über die Dauer von 24 Wochen schluckten sie alle drei Wochen jeweils 2.500 Wurmeier des Peitschenwurms Trichuris suis, der normalerweise im Darm von Schweinen lebt. Die Wurmlarven, die vier bis sechs Stunden nach der Einnahme der Wurmeier im Dickdarm schlüpften, starben nach

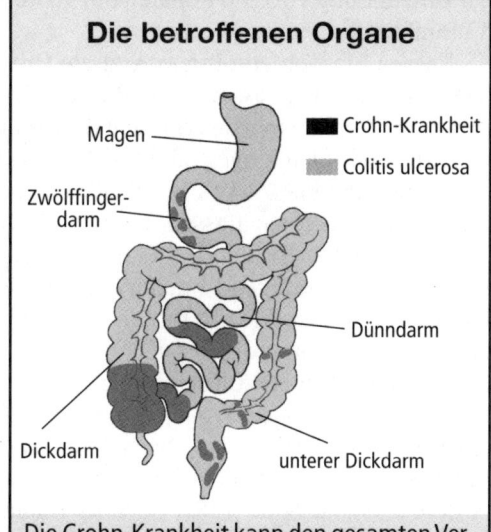

Die betroffenen Organe

Magen

Zwölffingerdarm

■ Crohn-Krankheit

▨ Colitis ulcerosa

Dünndarm

Dickdarm

unterer Dickdarm

Die Crohn-Krankheit kann den gesamten Verdauungstrakt befallen. Dagegen ist die Colitis ulcerosa meist auf die unteren Dickdarmabschnitte beschränkt.

drei Wochen ab und wurden dann rückstandslos mit dem Stuhl ausgeschieden. Sie sind nicht infektiös für andere Menschen.

Am Ende des Tests berichteten **72,4 %** der Patienten (21 Personen) über ein **vollständiges Nachlassen** ihrer Beschwerden, zwei Patienten fühlten sich deutlich besser. Die restlichen fünf hatten sich nicht überwinden können, die Lösung zu schlucken. Die Wurm-Therapie hat keine Nebenwirkungen, muss aber unter ärztlicher Kontrolle durchgeführt werden. Da die Wurmeier noch nicht von der europäischen Zulassungsbehörde als Arzneimittel anerkannt sind, müssen Sie die Kosten von 1.500 bis 3.000 € aus eigener Tasche bezahlen (Bezugsquelle siehe Seite 159). Einige private Krankenkassen übernehmen jedoch einen Kostenanteil.

Auch Weihrauch bremst die Entzündungen

Die entzündungshemmende Wirkung von indischem **Weihrauch** (*Boswellia serrata*) dokumentierte Dr. Frank Seifert vom Universitätsklinikum Mannheim bei 75 Patienten mit einer aktiven **Crohn-Krankheit**. Er behandelte 40 Patienten acht Wochen lang mit täglich 3,6 g Weihrauchextrakt H15; 35 Patienten erhielten im gleichen Zeitraum täglich 4,5 g des Standardmittels Mesalazin. H15 konnte den anfänglichen Aktivitätsindex der Entzündung von 300 Punkten um 90 Punkte senken, Mesalazin nur um 53 Punkte.

Lassen Sie sich von Ihrem Arzt ein Privatrezept geben und fragen Sie dann Ihre Krankenkasse, ob sie die Kosten übernimmt. Das Originalpräparat, mit dem die meisten Studien durchgeführt wurden, heißt H15 Gufic und wird in Indien hergestellt (100 Tabl. à 400 mg ca. 55 €). Nehmen Sie zu Beginn und bei starken Beschwerden 3-mal täglich 2 Tabletten. Wenn die Beschwerden nachlassen, reduzieren Sie die Dosis auf 3-mal täglich 1 Tablette. Geben Sie die H15-Gufic-Tabletten mit 3 EL Wasser in ein Glas, rühren Sie nach einigen Minuten um und trinken Sie die Lösung nach dem Essen. Besprechen Sie mit Ihrem Arzt, wie lange Sie das Mittel insgesamt einnehmen sollen.

Das speziell auf chronisch entzündliche Darmerkrankungen zugeschnittene **Enzympräparat** Wobe Mugos® E (50 Tabl. 62,00 €) ist aufgrund eines Verfahrensfehlers in Deutschland nicht mehr zugelassen. Sie können das Medikament über Ihre Apotheke oder direkt in den Niederlanden bestellen (siehe Seite 158). Darüber hinaus hat sich die Einnahme von entzündungshemmenden **Omega-3-Fettsäuren** (Tagesdosis bis 4 g Fischöl) und von **Selen** (Tagesdosis 50 bis 100 μg) bewährt. Manche Patienten haben zudem gute Erfahrungen mit **Vitamin-C-Infusionen** (beim Therapeuten) gemacht. ∎

Wie Ihnen die Naturmedizin sogar Tabletten und Insulin ersparen kann
Bauen Sie Übergewicht ab – dann sinkt Ihr Blutzucker

Beim Typ-2-Diabetes (früher: Altersdiabetes) wird das von der Bauchspeicheldrüse gelieferte **Hormon Insulin**, das den Nahrungszucker in Form von Glukose als Brennstoff in die Körperzellen einschleust, **nicht mehr richtig ausgenutzt**. Die Bindestellen für das Hormon reagieren auf das Insulin „gleichgültig", weil sie vom Überangebot an Glukose „müde" geworden sind. Die Medizin spricht von der **Insulinresistenz** (siehe Tabelle unten). Sie ist das wichtigste **Alarmsignal** für einen drohenden Diabetes und tritt lange vor den ersten Diabetessymptomen wie Leistungsschwäche, starker Durst und Nervenstörungen (z. B. Gefühllosigkeit) auf.

Derzeit ist bei jedem 4. erwachsenen Bundesbürger eine solche Insulinresistenz nachweisbar. **Übergewicht** mit **hohem Bauchfettanteil** hat sich als der **schlimmste Risikofaktor** für einen Diabetes-Typ-2 erwiesen. Denn diese Fettzellen hemmen auf bislang ungeklärtem Weg die Aktivität der Bauchspeicheldrüse und die Wirksamkeit des Insulins.

Dagegen verordnet die Schulmedizin Tabletten (orale Antidiabetika), die die Zuckeraufnahme im Darm hemmen bzw. die Empfindlichkeit der Insulinrezeptoren wieder erhöhen. Im Diabetes-Endstadium kann auch die tägliche Injektion von Insulin notwendig werden. Das alles können Sie mit einer Ernährungsumstellung, dem Abbau von Übergewicht und mehr Bewegung verhindern.

Liegen Ihre Blutzuckerwerte* noch im Rahmen?		
	Nüchtern-Werte	**2-Stunden-Werte** **
Normalwerte	unter 100 mg/dl unter 5,5 mmol/l	unter 140 mg/dl unter 7,8 mmol/l
Grenzbereich (= Insulinresistenz)	100 bis 110 mg/dl 5,5 bis 6,1 mmol/l	140 bis 199 mg/dl 7,8 bis 11,0 mmol/l
Diabetes	über 125 mg /dl über 7 mmol/l	über 199 mg/dl über 11,1 mmol/l

* Die Angaben beziehen sich auf die Messung des Blutzuckers im kapillären Vollblut (Fingerbeere/Ohrläppchen). Die Werte sind sowohl in der bisherigen Maßeinheit mg/dl als auch in der neuen internationalen Einheit mmol/l angegeben.
** Jeweils 2 Stunden nach Einnahme von 70 g bzw. 100 g Glukose in standardisierter Lösung beim oralen Glukosetoleranztest oder nach einer Hauptmahlzeit.

Pflanzenfasern verzögern die Zuckeraufnahme im Darm

Aus den USA kam im Jahr 2007 die Entdeckung, dass die Mittelmeerkost auch einen beginnenden Diabetes stoppen kann. Ursprünglich war diese Ernährungsweise unter der Bezeichnung DASH-Diät (engl.: Dietary Approaches to Stop Hypertension; deutsch: Ernährungsstrategien zum Stoppen von Bluthochdruck zur Vorbeugung gegen Bluthochdruck von der obersten US-Gesundheitsbehörde National Health Institut in Washington empfohlen worden.

Anti-Diabetes-Ernährung bedeutet:

● Reichlicher Verzehr von:
- Vollkornprodukten
- Obst, Gemüse und Nüssen
- fettarmen Milchprodukten
- hochwertigen kalt gepressten Pflanzenölen

● Sparsamer Umgang mit:
- tierischen Nahrungsmitteln (Fett, Fleisch und Käse)
- Salz (maximal 3 g pro Tag)
- Zucker und Süßwaren
- Alkohol

Der hohe Ballaststoffgehalt von Getreide, frischem Gemüse und säuerlichem Obst verzögert die Zuckeraufspaltung zu Glukose im Darm und verhindert so einen steilen Anstieg des Blutzuckers. Dadurch werden die Insulinrezeptoren entlastet. Sie erholen sich und nutzen das vorhandene Insulin wieder optimal aus. Dabei werden sie durch das hohe Angebot an **Kalzium, Chrom und Magnesium** v. a. aus dem Getreide unterstützt. Gleichzeitig sorgen diese Vitalstoffe dafür, dass die Bauchspeicheldrüse vollwirksames Insulin produziert.

Bei Bewegung verbrauchen die Muskeln mehr Glukose

Auch Bewegung gehört zur Ihrem natürlichen Anti-Diabetes-Konzept: mindestens **3 Stunden aktive Bewegung pro Woche**, am besten natürlich 10 Stunden. Dabei ist es ganz Ihnen überlassen, welche Bewegungsart Sie wählen: Gartenarbeit, Radfahren, Schwimmen, Gymnastik, Tanzen, Walken oder zügige Spaziergänge um den Block. Hauptsache, Sie sind regelmäßig dabei. Zum einen erhöht körperliche Aktivität den Energiebedarf Ihrer Muskulatur. Dadurch wird mehr Glukose aus dem Blut in die Zellen aufgenommen und Ihr Blutzuckerspiegel sinkt. Zum anderen reduziert Bewegung überflüssiges Fettgewebe.

Wie perfekt diese Kombination aus Ernährung und Bewegung Ihren Blutzuckerspiegel auf einem ungefährlichen Niveau halten kann, hat eine Studie der Duke-Universität in Durham/USA bewiesen: Bei den 50 Teilnehmern, die sich ballaststoffreich ernährten, beschleunigte sich der Abbau des Blutzuckers um 50 %, die Insulinresistenz verschwand innerhalb von sechs Monaten. Bei den 50 Teilnehmern mit einer normalen ballaststoffarmen Kost blieb der Blutzuckerspiegel gleich bzw. erhöhte sich sogar noch!

Heilpflanzen und Vitalstoffe schützen Sie vor den Diabetesfolgen

Hohe Blutzuckerwerte senken auch die Fließgeschwindigkeit des Blutes und erhöhen seine Gerinnungsfähigkeit. Dadurch können sich Blutgerinnsel bilden, die im schlimmsten Fall einen tödlichen **Schlaganfall oder Herzinfarkt** verursachen. Meist sind bei einem Diabetes auch die Blutfettwerte erhöht. Der Bildung von Blutgerinnseln und den diabetesbedingten Netzhautschäden im Auge können Sie mit Ginkgo-Extrakten vorbeugen (Details siehe Seite 57). Gegen erhöhte Blutfettwerte hilft Ihnen die Artischocke

---

Diese Ernährungsweise hält Ihre Blutzuckerwerte in Schach

- Essen Sie mittags und abends je 1 Portion Gemüse (Salat, Rohkost, gedünstetes oder eingelegtes Gemüse).

- Essen Sie 4-mal täglich 1 Portion säuerliches Obst als Zwischenmahlzeit bzw. Dessert.

- 1 Glas naturreiner oder selbst gepresster Frucht- bzw. Gemüsesaft gilt als 1 Portion Obst bzw. Gemüse.

- Verwenden Sie nur noch die Hälfte Ihrer gewohnten Butter- und Margarineportionen.

- Halbieren Sie Ihren Konsum von fertigen Salatdressings. Wählen Sie fettarme Produkte oder bereiten Sie die Sauce selbst aus fettarmem Joghurt und frischen Kräutern zu.

- Kaufen Sie nur noch fettarme Milchprodukte, z. B. entrahmte Milch, Magerquark, fettarmen Joghurt und Käse. Spezielle (und teure) Diätprodukte sind aber nicht notwendig!

- Trinken Sie stilles Wasser, verdünnte naturreine Fruchtsäfte oder ungesüßten Früchtetee statt Wein, Bier und Limonade.

(siehe Seite 46). Außerdem brauchen Sie täglich Antioxidantien zum Gefäßschutz.

Empfohlene Antioxidantien (Tagesdosen) für Diabetiker:

- **Vitamin E:** 100 bis 400 I. E. (67,5 bis 270 mg RRR-a-Tocopherol)
- **Vitamin C:** 100 bis 250 mg in Depotform
- **Selen:** 50 mg
- **Alpha-Liponsäure:** 300 bis 600 mg (z. B. Alpha-Lipon Stada®, Tromlipon®, Verla-Lipon®)

> *Als Diabetiker dürfen Sie diese natürlichen Mittel nur nach Absprache mit Ihrem Arzt einnehmen. Zum einen muss die Dosis mit Ihren sonstigen Medikamenten (z. B. Antidiabetika) abgestimmt werden, zum anderen können auch natürliche Mittel unerwünschte Nebenwirkungen haben. Setzen Sie andere ärztlich verordnete Mittel (z. B. zur Gerinnungshemmung oder Blutdrucksenkung) niemals eigenmächtig ab!*

Die Enderlein-Therapie verringert Durchblutungsstörungen

Zur Senkung des Arteriosklerose- und Thromboserisikos hat sich die **Sanum-Therapie nach Professor Enderlein** bewährt. Die Gabe von Präparaten aus dem Pilz Mucor racemosus kann die Fließeigenschaften des Blutes deutlich verbessern. Mucor-Augentropfen fördern die Ernährung der Augenlinse. Versorgungsstörungen der Linse, die letztlich zur **Linsentrübung** (diabetischer Katarakt) führen, sind aufgrund eines erhöhten Glukosegehalts des Kammerwassers häufig. Eine bessere Fließeigenschaft durch Mucor-Augentropfen beschleunigt auch seinen Abfluss, was dem chronischen **diabetischen Glaukom** (Grüner Star) vorbeugt. Die Enderlein-Therapie eignet sich nicht für die Selbstbehandlung.

Bei Wundheilungsstörungen: Nehmen Sie Zink ein

Wundheilungsstörungen und erhöhte Infektionsanfälligkeit lassen sich durch eine **Zinkgabe** nachhaltig bessern. Da Zink bei der Bildung von Insulin eine wichtige Rolle spielt, sollten Sie die Zinkgabe mit Ihrem Arzt besprechen. Das gilt auch für eine **Chrom-Gabe**, die ebenfalls die Insulinbildung erhöhen kann. Für Diabetiker sind heute spezielle Vitalstoffkombinationen als Basisversorgung in der Apotheke erhältlich (z. B. Diabetiker-Vitamine, 30 Tbl. 5,10 €). ■

Warum Sie bei Gicht auf Fleisch, Fisch und Hülsenfrüchte verzichten sollten

Sellerie und Süßkirschen vertreiben die Harnsäure

Erhöhte Harnsäurewerte im Blut (Männer: 7 mg/dl, Frauen: 6 mg/dl = Hyperurikämie) und die daraus resultierenden Gichtanfälle bekommen Sie am wirkungsvollsten mit heilender Nahrung in den Griff. Harnsäure ist ein Abbauprodukt von so genannten Purinen aus Zellkernen, v. a. von Fleisch und Hülsenfrüchten. Bei zu hoher Konzentration kristallisiert die normalerweise gelöste Harnsäure in den engen Blutgefäßen des Großzehen-Grundgelenks (seltener: Daumen-Grundgelenks) zu spitzen Kristallen aus. Eine äußerst schmerzhafte Entzündung sowie auf lange Sicht Herz- und Nierenschäden sind die Folgen.

Bei manchen Patienten liegt eine **angeborene Ausscheidungsstörung** der Harnsäure über die Nieren vor. In den allermeisten Fällen sind jedoch eine fleischreiche Ernährung und Alkohol die Schuldigen.

Darin besteht das Geheimnis der Gichtbehandlung:

● Nehmen Sie möglichst viel entsäuernde (basische) Nahrung zu sich.

● Meiden Sie purinreiche Lebensmittel (siehe unten), die zur Harnsäurebildung beitragen.

● Trinken Sie täglich 2 Liter reine Flüssigkeit.

● Verzichten Sie vollständig auf Alkohol.

Eine entsäuernde Ernährungsweise (siehe Seite 14 ff. und Rezept links) verhindert **das Auskristallisieren der Harnsäure im Gewebe**, die zu den schmerzhaften Gichtanfällen führt.

Auch Brühwürfel lösen Gichtanfälle aus

Besonders **purinreich** sind alle **Fleischwaren** (besonders Innereien!) sowie Makrele, Sardellen, Sprotten, Ölsardinen, Thunfisch und Krustentiere. **Fleischbrühe**

Selleriecocktail gegen Harnsäure

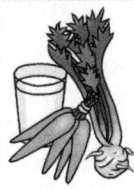

Pürieren Sie 2 kleine Möhren und 1 Stange Bleichsellerie zusammen mit 100 ml Buttermilch im Mixer. Geben Sie nochmals 100 ml Buttermilch hinzu und schmecken Sie den Cocktail mit Pfeffer, Dill oder Basilikum ab. Dieser Cocktail eignet sich gut zum Frühstück oder als Zwischenmahlzeit.

(Würfel, Pulver oder Fond) ist der schlimmste Purinlieferant überhaupt. Verwenden Sie ab sofort nur noch reine Gemüsebrühe – auch zum Würzen von Saucen und Gemüsegerichten! Sie schmeckt nicht nur lecker, sondern wirkt auch basisch und senkt damit die gesamte Säurebelastung Ihres Stoffwechsels ganz erheblich.

Fetter Käse (besonders Brie und Camembert) ist ebenfalls sehr purinreich und sollte nur ausnahmsweise, in kleinen Portionen, auf Ihren Tisch kommen. Auch **Erbsen, Linsen und Bohnen** bilden recht viel Harnsäure. Wählen Sie als Eiweißquellen **die purinarmen Fischarten** Flunder, Meeräsche, Steinbeißer, Seehecht, Renke und Waller sowie magere Sauermilchprodukte.

Alkohol ist zwar purinfrei, **bremst** jedoch die **Harnsäureausscheidung.** Verzichten Sie daher besser auf „geistige Getränke"!

Vermeiden Sie radikale Hungerkuren! Denn dadurch gehen Muskelzellen zugrunde, die ebenfalls reichlich Purine enthalten, die Ihre Leber zu Harnsäure abbaut.

Sellerie und Süßkirschen senken den Harnsäurespiegel

Als besonders heilsam bei erhöhten Harnsäurewerten haben sich **Sellerie, Spargel, Löwenzahnblätter und Brennnesselsaft** erwiesen: Sie fördern die Ausscheidung der Harnsäure über die Nieren. Sogar **Süßkirschen** senken erhöhte Harnsäurespiegel um bis zu 16 % – wenn Sie morgens ca. 280 g davon auf nüchternen Magen zu sich nehmen. Das berichtete die renommierte US-Fachzeitschrift *Journal of Nutrition* im Juni 2003.

Würzen Sie zudem Ihre Speisen ordentlich mit den folgenden **entsäuernden Kräutern**: Kerbel, Brunnen-

Selbst gemischter Anti-Harnsäuretee

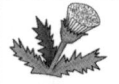 Mischen Sie je 20 g Birkenblätter, 20 g Wiesengeißbartkraut, 100 g Schlüsselblumenblüten und 10 g Brennnesselblätter (alle getrocknet aus der Apotheke). Übergießen Sie 1 TL davon in einem Kochtopf mit 1 Tasse kaltem Wasser, kurz aufkochen und zugedeckt 5 Minuten ziehen lassen. Trinken Sie 3-mal täglich 1 Tasse frischen, abgeseihten Tee zwischen den Mahlzeiten.

Eine weitere, sehr bewährte Mischung besteht aus Birkenblättern, Goldrutenkraut, Hauhechelwurzel und Schachtelhalmkraut. Diese können Sie als Fugacid® Harnsäuretee N (75 g 7,80 €) in der Apotheke kaufen.

kresse, Wacholderbeeren, Dill, Liebstöckel und Basilikum. Trinken Sie außerdem täglich unbedingt einen Harnsäuretee (siehe Kasten auf Seite 74).

Um die Harnsäure auszuleiten, sollten Sie täglich zusätzlich zu Ihrem Heiltee 2 l mineralarmes Wasser trinken. Falls Sie an einer Herz- oder Nierenschwäche leiden, muss Ihr Arzt Ihre Trinkmenge festlegen, um eine Überlastung der geschwächten Organe zu vermeiden.

Salz zieht die Harnsäure aus dem Gelenk

Legen Sie bei einem Gichtanfall sofort einen **Salzumschlag** bzw. Salz-socken an (siehe Kasten unten). Das basische Salz neutralisiert die Harn-säure, sodass die Entzündung abklingt. Gleichzeitig sollten Sie – sofern Sie das noch nicht begonnen haben – jetzt unbedingt die Harnsäureausschei-dung über die Nieren mit einem Heiltee ankurbeln. Auch **homöopathische Kombi-Präparate**, z. B. Arthriselect® (30 ml, 6,19 €), Girheulit® HM (100 Tbl. 12,10 €), Harnsäuretropfen F Syxyl® (50 ml 11,70 €) oder Heweu-rat® Harnsäuretropfen (50 ml 10,98 €), sind dafür gut geeignet.

Auch manche Medikamente können Gicht verursachen

Sehr selten können Gicht-anfälle auch ein Begleitsymp-tom von schweren Blut- und Knochenmarkserkrankungen, z. B. Leukämie, sein. In diesen Fällen stellt der Körper funk-tionsunfähige Zellen her, die schnell zerfallen. Dabei wer-den ebenfalls Purine frei, die von der Leber zu Harnsäure abgebaut werden. Die An-wendung der natürlichen Mit-tel müssen Sie in diesen Fällen unbedingt mit Ihrem Arzt ab-sprechen. Das gilt auch, wenn die Gichtanfälle nach der Ein-nahme von Entwässerungs-mitteln mit den Wirkstoffen Furosemid, Piretianid und Torasemid aufgetreten sind. ■

Das besondere Rezept: heilende Salzsocken

Behandeln Sie stets beide Großzehen bzw. Daumen, denn auch im nicht schmerzenden Gelenk haben sich mit Sicherheit Harnsäurekristalle abgela-gert.

So wird's gemacht:

Lösen Sie 35 g Kochsalz oder Natri-umbicarbonat (Haushaltsnatron) in 1 l warmem Wasser auf und tauchen Sie 2 Baumwollsocken hinein. Wringen Sie die Socken gut aus, streifen Sie sie über Ihre Füße und ziehen Sie dicke Woll-socken darüber. Ruhen Sie 1 Stunde, während die Salzlösung wirkt. Duschen Sie anschließend Ihre Füße lauwarm ab. Diese Salzsocken können Sie bis zu 3-mal täglich anlegen.

Cranberry und Meerrettich helfen bei Harnwegsinfekten mehr als Antibiotika
Diese Heilpflanzen verhindern, dass sich Bakterien festsetzen

Immer wieder Blasenentzündungen – das ist doch eine typische Frauenkrankheit! Weit gefehlt: Das gilt nur in jüngeren Jahren. Ab 55 haben Frauen und Männer gleich häufig mit diesen schmerzhaften und äußerst lästigen Beschwerden zu kämpfen. Escherichia-coli-Bakterien aus der menschlichen Dickdarmflora sind für ca. 80 % aller Blasenentzündungen (med.: Zystitis) verantwortlich. Denn in den Harnwegen reizen sie die Schleimhäute. Eine akute Blasenentzündung tritt plötzlich auf und ist oft mit sehr starken Beschwerden wie häufigem Harndrang, Brennen/Stechen beim Wasserlassen, ziehenden Schmerzen im Unterbauch und evtl. Blut im Urin verbunden. Dagegen verläuft die chronische Blasenentzündung eher schleichend: Häufig flackern die Beschwerden in unregelmäßigen Abständen wieder auf.

So schützen Sie sich vor einer Blasenentzündung:

- Halten Sie Füße, Beine und Unterleib stets warm! Tauschen Sie nasses Badezeug nach dem Schwimmen sofort gegen trockenes aus. Im Winter empfiehlt sich ein Nierenwärmer aus Angorawolle.

- Falls Sie doch einmal kalte Füße bekommen haben: Nehmen Sie rasch ein ansteigendes Fußbad.

- Trinken Sie täglich mindestens 2 l reine Flüssigkeit, um Ihre Harnwege zu spülen.

- Achten Sie auf die richtige Intimhygiene: Immer von „vorn" nach „hinten" wischen, damit Darmbakterien nicht in die Harnwege gelangen.

- Verzichten Sie auf Seifen und Intimlotionen, da diese den Säureschutzmantel der Haut gegen Erreger zerstören.

- Unterdrücken Sie Harndrang nicht über längere Zeit!

- Tragen Sie nur Baumwollslips und verzichten Sie auf Slipeinlagen mit Plastikfolie. Diese führen zu einem Feuchtigkeitsstau, in dem sich Bakterien rasch vermehren.

Falls Sie an einer akuten Blasenentzündung mit Fieber leiden und die hier genannten Mittel innerhalb eines Tages keine Besserung bewirken, sollten Sie unbedingt Ihren Arzt aufsuchen. In diesem Fall kann ein Antibiotikum notwendig sein, um ein Aufsteigen der Erreger in die Nieren zu verhindern.

Heiltees spülen die Erreger aus

Das Allerwichtigste bei einer Harnwegsinfektion ist sofortiges intensives Durchspülen der Harnwege. Die besten Teekräuter zur Spülung sind Wacholderbeeren, Brennnessel, Goldrute, Birke, Ackerschachtelhalm, Liebstöckel, Petersilie, Quecke und Hauhechel. Da sich die Heilkräuter in ihrer Wirkung ergänzen, raten wir Ihnen zur Anwendung von **Teemischungen** bzw. **Fertigpräparaten** (siehe Kasten unten).

Bei Wassereinlagerungen infolge einer Herz-, Nieren- oder Lebererkrankung dürfen Sie harntreibende Heilpflanzen nicht anwenden, da sie die erkrankten Organe überlasten.

Meerrettich und Cranberry-Saft desinfizieren die Harnwege

Zusätzlich sollten Sie bei Blasenentzündungen immer auch desinfizierende Zubereitungen aus Bärentraubenblättern Meerrettich, Kapuzinerkresse, Katzenbart, Sellerie, Cranberry und Preiselbeere einnehmen. Die **Bärentraubenblätter** mit ihrem Wirkstoff Arbutin sowie der **Meerrettich** und die **Kapuzinerkresse** mit ihren Benzylsenfölen wirken sogar **antibiotisch** gegen Coli-Bakterien. Während die Bärentraubenblätter als Tee angewendet werden (lose oder als fertige Teebeutel in jeder Apotheke erhältlich), empfehlen wir Ihnen für die anderen desinfizierenden Heilpflanzen ebenfalls Fertigpräparate, weil diese einen gleichmäßig hohen Wirkstoffgehalt garantieren.

Hoch wirksam, besonders bei chronischen Blasenentzündungen, sind auch die amerikanische **Cranberry** und die europäische **Preiselbeere**, wie eine Studie der renommierten Harvard Medical School in Boston/US-Bundesstaat Massachusetts im Jahr 1994 belegte: Der Saft beider Beeren enthält rote Pflanzenfarbstoffe,

Diese Fertigpräparate haben sich bewährt

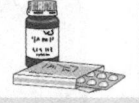

Zur Durchspülung: Sidroga® Nieren-Blasentee (20 Btl. 3,61 €), Renob® Blasen-Nierentee (25 Btl. 3,85 €), Harntee Stada® (400 ml 7,06 €), Harntee-Steiner® (60 g 10,60 €), Dr. Scheffler Bergischer Blasen-Nierentee (300 ml 6,25 €) oder Winar® (30 Drag. 14,80 €)

Zur Desinfektion: Angocin® Anti-Infekt N mit Kapuzinerkresse und Meerrettichwurzel (50 Tabl. 8,50 €), Aqualibra® mit Hauhechel, Katzenbart und Goldrute (60 Tabl. 21,38 €), Canephron® mit Liebstöckel (60 Drg. 11,80 € bzw. 50 ml 6,70 €) oder Nephroselect® mit Kapuzinerkresse (250 ml 11,33 €)

so genannte **Proanthocyanide**, die das Anhaften von Bakterien an den Wänden der Harnwege verhindern (siehe Foto unten) – sogar bei **bettlägerigen Patienten mit Blasenkatheter**.

Essen Sie Joghurt und Käse

Auch mit **Joghurt und Käse** können Sie Blasenentzündungen vorbeugen. Das hat eine Studie von Professor Tero Kontiokari an der Universität Oulu/Finnland an 300 Frauen mit wiederkehrenden Blasenentzündungen im Jahr 2001 ergeben. Danach hatten die Frauen, die mindestens dreimal wöchentlich Joghurt oder Käse zu sich nahmen, ein um 80 % geringeres Risiko für einen Rückfall. Milchprodukte führen zu einer leichten Ansäuerung des Harns, die ebenfalls die Anhaftung von Coli-Bakterien an der Blasenwand verhindert.

Genauso wirkt übrigens auch die schwefelhaltige **Aminosäure L-Methionin**: Nehmen Sie 3-mal täglich je 500 mg L-Methionin (aus der Apotheke) über einen Zeitraum von 3 Tagen ein. Nach einer ebenfalls dreitägigen Pause wiederholen Sie für wiederum 3 Tage die Methionin-Einnahme in der angegebenen Dosis. Diese Schaukeltherapie können Sie bis zu vier Wochen fortsetzen.

Auch eine „Heilimpfung" kann sinnvoll sein

Bei sehr hartnäckigen Beschwerden kann Ihnen auch eine Impfung mit **abgetöteten Coli-Bakterien** helfen: Dieses verschreibungspflichtige Mittel (Uro-Vaxom®) gehört aber unbedingt in die Hand des Arztes, da zu Beginn der Behandlung unangenehme Nebenwirkungen wie Hautausschläge und Übelkeit auftreten können.

Die natürliche Therapie der chronischen Blasenentzündung verlangt Ihnen eine große Portion Geduld ab. Halten Sie durch – Ihre Ausdauer wird belohnt! ∎

Keine Chance für Bakterien

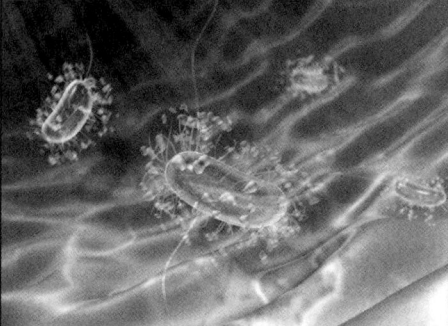

Die Proanthocyanide (rote Pflanzenfarbstoffe) im Cranberry- und Preiselbeersaft verhindern, dass sich Krankheitserreger wie die in der Abbildung gezeigten E-Coli-Bakterien in der Schleimhaut der Harnwege festsetzen. Die Erreger werden mit dem Urin ausgespült.

Foto: Ocean Spray™

Kurios: Wie Sie sich mit Lachen vor einem Herzinfarkt schützen

Bei einer Herzschwäche sollten Sie auf Weißdorn vertrauen

Der schlimmste Feind Ihres Herzens ist die Gefäßverkalkung (**Arteriosklerose**, siehe Seite 44 ff.) der Herzkranzgefäße, die medizinisch als **koronare Herzkrankheit** bezeichnet wird. Zunehmende Engegefühle (Angina pectoris) sind die erste Folge, weil der Herzmuskel nicht mehr ausreichend durchblutet wird. Schlimmstenfalls kommt es zum **Herzinfarkt**, wenn ein Gefäß vollständig verstopft ist. Auch **Herzrhythmusstörungen** können durch eine Arteriosklerose verursacht sein. Allerdings bringen häufig auch Stress und nicht richtig ausgeheilte Virusinfekte das Herz aus dem Takt. Eine weitere häufige Herzerkrankung ist die **Herz(muskel)schwäche** (Herzinsuffizienz), die ebenfalls durch Virusinfekte, häufiger jedoch durch Bluthochdruck, Diabetes und Herzinfarkt verursacht wird.

Wenn Sie z. B. beim Treppensteigen Atemnot bzw. Engegefühle in der Brust spüren oder Ihnen übel wird, sollten Sie unbedingt Ihren Arzt aufsuchen, um den Schweregrad der Arteriosklerose bzw. Herzschwäche zu bestimmen!

Höchste Alarmstufe: Schmerzen beim akuten Herzinfarkt

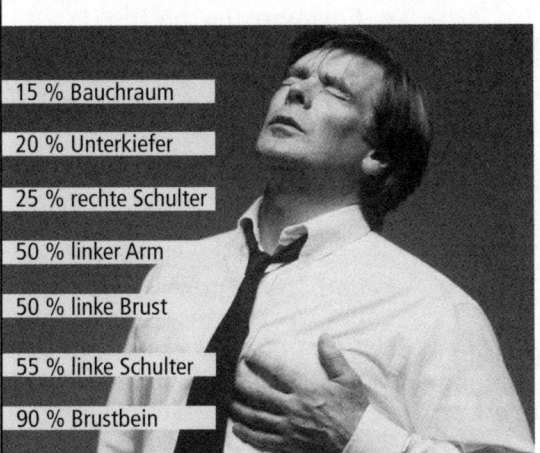

15 % Bauchraum
20 % Unterkiefer
25 % rechte Schulter
50 % linker Arm
50 % linke Brust
55 % linke Schulter
90 % Brustbein

Starke Schmerzen im Brustkorb und im linken Arm-Schulter-Bereich bis hin in den kleinen Finger sind nicht die einzigen Herzinfarktanzeichen. Jeder vierte Patient hat auch Schmerzen in der rechten Schulter, jeder fünfte sogar im Unterkiefer. Bauchbeschwerden und Übelkeit sind bei Frauen nicht ungewöhnlich, während bei ihnen die anderen Symptome häufig fehlen.

Quelle: Schweizer Weltkongress der Kardiologen 2001,
Foto: Getty Images™

Frühschäden können vollständig ausheilen

Anfangsstadien der koronaren Herzerkrankung und der Herzschwäche können Sie mit Naturheilmitteln und einer gesunden Lebensweise komplett zurückdrängen. Im Beitrag Arteriosklerose finden Sie dazu die notwendigen praktischen Informationen zur Ernährung und zur Senkung des schlechten LDL-Cholesterins. Zusätzlich sollten Sie täglich **herzschützende Vitalstoffe** einnehmen, die auch einen erhöhten Homocystein-Spiegel senken, der der Arteriosklerose der Herzgefäße Vorschub leistet. Bei bereits bestehenden Beschwerden empfehlen wir Ihnen die Anwendung von **Naturpräparaten** (siehe Kasten auf Seite 82).

Hilfe bei Angina pectoris: Arnika, Khella und Magnesium

Johann Wolfgang von Goethe schwor auf Arnika-Tropfen (*Arnica montana*) zur Linderung seiner Angina pectoris. Auch das aus Ägypten stammende Khellakraut (*Amni visnaga*), die Königin der Nacht (*Cactus grandiflorus*) und die Strophanthus-Liane (*Strophanthus gratus*) lösen Krämpfe der Gefäßmuskulatur. Diese Mittel werden als Urtinktur oder homöopathische

---

Vitalstoffe: Ihr Herzschutz für jeden Tag

Basis-Herzschutz mit Antioxidantien:

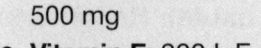

- **Vitamin C:** 200 bis 500 mg
- **Vitamin E:** 200 I. E.
- **Beta-Carotin:** 25 mg
- **Selen:** 100 µg
- **Omega-3-Fettsäuren:** 900 mg

Bei Angina pectoris und Bluthochdruck:

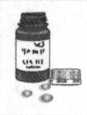

- **Magnesium:** 20 bis 40 mmol (= 490 bis 930 mg)

Am besten wirken Magnesiumorotat-Kapseln (z. B. Magnerot classic®; Monatsbedarf ca. 12 €).

Bei erhöhten Homocysteinwerten (> 10 µmol/l):

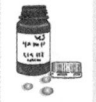

- **Vitamin B$_6$:** 16 mg
- **Vitamin B$_{12}$:** 0,5 mg
- **Folsäure:** 0,5 mg

Kombi-Präparate daraus erhalten Sie in der Apotheke (z. B. Medyn®, 100 Tabl. 20,65 €).

Wegen einer erhöhten Lungenkrebsgefahr dürfen Raucher keine Präparate einnehmen, die mehr als 20 mg Beta-Carotin enthalten. Bei Erkrankungen der Leber, der Gallenblase oder der Bauchspeicheldrüse sowie bei Blutgerinnungsstörungen ist die Einnahme von Fischöl nur unter ärztlicher Aufsicht erlaubt.

Verdünnung eingenommen. Ihre Auswahl und Dosierung sollten Sie jedoch Ihrem Therapeuten überlassen, da Wechselwirkungen mit anderen Arzneimitteln zu beachten sind. Bei Angina pectoris und Bluthochdruck sollten Sie zudem immer Magnesium einnehmen (siehe Kasten auf Seite 80).

Herzschwäche? Nehmen Sie Weißdorn

Besteht zusätzlich zur Angina pectoris eine Herzmuskelschwäche, empfehlen wir Ihnen eine Kombination von **Magnesium mit Kalium und Weißdorn** (*Crataegus oxycantha*). Selbst die Schulmedizin setzt auf Weißdorn, der die Herzgefäße erweitert und dadurch die Sauerstoffversorgung des Herzmuskels verbessert. Das hebt die Schlagkraft des Herzens und verbessert die Durchblutung des gesamten Körpers.

Die Kommission E beim früheren Bundesgesundheitsamt erkannte den Weißdorn offiziell als Heilpflanze gegen nachlassende Leistungsfähigkeit des Herzens, Druck und Beklemmungsgefühle sowie leichte Herzrhythmusstörungen an. Wegen eines konstanten Wirkstoffgehalts raten wir Ihnen zu Fertigpräparaten aus der Apotheke (siehe Kasten auf Seite 82). Bei **nachlassender Herzleistung** in höherem Alter kann Ihnen ein selbst gemachter **Herzwein** nach einem Rezept der Heiligen Hildegard von Bingen Erleichterung verschaffen (siehe Kasten auf Seite 83).

Besenginster bringt das Herz wieder in den richtigen Takt

Der **Besenginster** (*Cytisus scoparius*) hilft Ihnen bei Herzrhythmusstörungen wie nervösem Herzklopfen, Herzstolpern und leichtem Herzrasen sowie bei niedrigem Blutdruck. Sein Alkaloid Spartein dämpft das zentrale Nervensystem und schützt das Herz damit vor Stressbelastungen. Außerdem erweitert es die Herzkranzgefäße. Die Aminosäure Tyramin des Besenginsters verbessert die Pumpleistung des Herzmuskels und hebt damit einen zu niedrigen Blutdruck an.

Da Besenginster giftig ist, sollten Sie nur Fertigpräparate mit einem sicheren Wirkstoffgehalt aus der Apotkeke einnehmen (siehe Kasten Seite 82). Bei **Bluthochdruck** und gleichzeitiger **Einnahme von MAO-Hemmern** (Antidepressiva) ist die Einnahme von **Besenginster verboten**, weil er den Blutdruck zu sehr steigert.

Zeigen Sie dem Stress die kalte Schulter

Für den Stressabbau bzw. gelasseneren Umgang mit unvermeidlichen Belastungen haben sich das **autogene Training,** die **progressive Muskel-**

entspannung nach Jacobson, Yoga sowie **Qi Gong** (Bezugsquelle für die FID-Entspannungs-CDs zu den drei zuerst genannten Verfahren siehe Seite 158) bewährt.

Falls Sie an Bluthochdruck leiden, sollten Sie das wissenschaftlich anerkannte und sehr wirksame **Hildesheimer Gesundheitstraining** erlernen. Es setzt Elemente aus den genannten Entspannungsverfahren gezielt gegen zu hohen Blutdruck ein. Trainingsangebote in Ihrer Nähe finden Sie im Internet unter www.hildesheimer-gesundheitstraining.de. Die Kosten von ca. 450 € übernehmen die meisten Krankenkassen auf vorherigen Antrag. Eine perfekte Kombination aus Entspannungsverfahren und herzgesundem

---

Die besten Naturpräparate für schwache Herzen

 Zur Förderung der Durchblutung:

- **Weißdorn**, z. B. Crataegutt 80 bis 450 (100 Tbl. ca. 22 bis 35 €), cratae-loges® 450 mg (100 Tbl. 24,89 €), Esbericard® novo (100 Tbl. 13,35 €)

- **Besenginster***, z. B. Spartiol® (50 ml 10,92 €), Cefacor® (50 ml 11,73 €), Arrhythmie-Gastreu® N R66 (50 ml 13,32 €); mit Weißdorn: Rytmopasc® (50 ml 17,18 €), Hypotonie-Gastreu® R44 (50 ml 13,32 €)

- **Ginkgo**, Tebonin® 40 (60 Tbl. ca. 16 €), Gingium® 40 mg (100 Tbl. 24,65 €), Rökan® 40 mg (120 Tbl. 30,90 €)

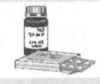 **Gegen nervöse Herzbeschwerden:**

- **Homöopathische Kombipräparate mit Arnika**, z. B. Strophanthus comp.-Herztabletten (50 Tbl. 5,39 €), Naranocor® H (50 ml 11,80 €), Löwe-Komplex Nr. 10 (50 ml 10,60 €), Aurum-Gastreu® S (50 ml 12,98 €)

- **Melisse, Hopfen und Baldrian**, Baldriparan® N Stark (40 Drgs. 7,60 €), Vivinox® Day (40 Drgs. 6 €), Kytta-Sedativum® f (50 Drgs. 8,49 €).

- **Ginseng**, z. B. Gintec® (100 Kps. 59 €), Ginsana® G 115 (100 Kps. 49,95 €)

Weitere Fertigpräparate zum Gefäßschutz finden Sie im Beitrag Arteriosklerose auf Seite 47 ff.

Bis die Wirkung von Naturheilmitteln eintritt, vergehen in der Regel einige Wochen. So lange dürfen Sie ärztlich verordnete Herzmittel nicht absetzen. Erst wenn die Naturheilmittel greifen, ist eine Reduzierung der synthetischen Mittel unter ärztlicher Aufsicht möglich. Ginseng- und Ginkgomittel müssen Sie vor Operationen nach Anweisung des Arztes absetzen, da sie die Blutgerinnung hemmen.

Bewegungstraining ist das neue Verfahren „**Breathwalk**", das Übungen aus Kundalini-Yoga, Walking und Meditation verwendet. Unter Anleitung eines Trainers üben die Gruppenteilnehmer jeweils 90 Minuten in der freien Natur. Zuerst wird „gewalkt", dann folgen Atem- und zum Abschluss Meditationsübungen. Regionale Angebote finden Sie im Internet unter www.breathwalk.de. **Bäder** mit Extrakten aus Hopfen, Baldrian, Passionsblume und Rosmarin wirken ebenfalls entspannend auf Körper und Seele.

Lachen ist Balsam für Ihr Herz

Wie sagt schon der Volksmund so treffend: „Lachen befreit und öffnet das Herz." Das hat eine Untersuchung der Universität Baltimore/US-Bundesstaat Maryland im November 2005 eindrucksvoll belegt. Danach verbessert sich die Durchblutung der Oberarmarterien, die als guter Anzeiger für die Blutversorgung der Herzgefäße dient, durch herzhaftes Lachen um bis zu 22 %! Vermutlich sorgen die ausgeschütteten Glückshormone dafür, dass sich v. a. durch Stress verengte Gefäße wieder weiten. In diesem Sinne: Lachen Sie mindestens einmal täglich aus vollem Herzen! ∎

Medizinische Weine gegen Herzinfarkt

Hildegard-Herzwein

Zutaten:
- 10 Stängel frische glatte Blattpetersilie
- 1/2 Petersilienwurzel
- 1 Liter säurearmer Weißwein
- 2 EL Biohonig
- 2 EL Weinessig

Kochen Sie die Petersilie (mit der Wurzel) etwa 5 Minuten lang mit dem Wein (ohne Deckel). Fügen Sie den Honig und den Essig hinzu und kochen Sie den Wein noch einmal 5 Minuten lang. Seihen Sie den Herzwein durch ein Plastiksieb ab und füllen Sie ihn in kleine dunkle Flaschen. Im kühlen Keller gelagert, hält er ca. 1 Jahr.

Beruhigender Herzwein

Zutaten:
- 2 Handvoll frisches Schafgarbenkraut
- 2 Handvoll frische Melissen
- 2 EL gehackte Baldrianwurzel*
- 1 TL frisch gemahlener Chinazimt*
- 1 l trockener Rotwein

* Getrocknet aus der Apotheke.

Lassen Sie alle Zutaten in einem fest verschlossenen Einmachglas ziehen und füllen Sie den Herzwein nach dem Abseihen in kleine dunkle Flaschen.

Dosis für beide Weine: Trinken Sie 2- bis 3-mal täglich 1 Likörglas Herzwein nach dem Essen.

Selen, Vitamin C und Eiweiß: unverzichtbar bei Infektanfälligkeit
Heilimpfungen aktivieren Ihre Immunabwehr zielgenau

Wie unser gesamter Organismus mit den Jahren – oft schon ab Mitte 30 - langsam an Leistungsfähigkeit verliert, so altert auch unser Immunsystem und verliert an Reaktionsbereitschaft. Hauptursachen sind neben einer zu geringen Vitalstoff- und Eiweißzufuhr v. a. Störungen der Darmflora, Diabetes und Bluthochdruck sowie seelische Belastungen und Umweltgifte (z. B. Zahnfüllungen aus Amalgam und Elektrosmog).

Das sind die Folgen der nachlassenden Abwehrkraft:

- erhöhte Infektanfälligkeit, z. B. ständig wiederkehrender Schnupfen, Nebenhöhlenentzündungen, Husten, aber auch Magen-Darm-Infekte und Blasenentzündungen
- Pilzinfektionen an Füßen, Händen und im Urogenitaltrakt
- Wundheilungsstörungen
- erhöhtes Infektionsrisiko auch mit Krankenhauskeimen, z. B. bei Operationen
- Reaktivierung von schlafenden Viren, z. B. des Windpockenvirus als Gürtelrose
- langfristig Krebserkrankungen

Das A und O für eine starke Immunabwehr ist die ausreichende Versorgung mit abwehrstärkenden Vitalstoffen (siehe Tabelle rechts). Beachten Sie bitte, dass die dort genannten Vitalstoffmengen nur den durchschnittlichen Tagesbedarf decken. Bei einer einseitigen Ernährung oder chronischen Erkrankung (z. B. Osteoporose, Rheuma, Krebs) brauchen Sie **höher**

Diese Vitalstoffe halten Ihr Immunsystem fit	
Vitalstoff	**Tagesdosis**
Vitamin A	1 mg = 3.000 I. E.*
Beta-Carotin	1 mg = 3.000 I. E.*
Vitamin C	100 mg
Vitamin D	10 µg = 400 I. E.**
Vitamin E	100 I. E.*
Folsäure	400 µg
Eisen	10 mg
Kupfer	1 – 1,5 mg
Magnesium	350 mg
Selen	30 – 70 µg
Zink	10 mg
* I. E. = Internationale Einheiten ** ab 70 Jahren: 15 – 20 µg = 600 – 800 I. E.	

dosierte Fertigpräparate, die Ihr Arzt nach einer entsprechenden Laboruntersuchung festlegt. Zur Deckung des normalen Tagesbedarfs reichen preiswerte Multipräparate aus dem Supermarkt aus.

Gemüse- und Fruchtsäfte stärken das Immunsystem des Darms

Trinken Sie täglich 1 bis 2 Gläser **naturtrüben Apfel- oder Birnensaft** in kleinen Schlucken. Beide enthalten mit ihren Pektinen reichlich **lösliche Ballaststoffe**, die Ihren Darm regelrecht durchputzen und dem wichtigen Immunsystem des Darms einen Teil der Arbeit abnehmen. Auch 1 bis 2 Gläser Tomaten- oder Karottensaft bzw. rote Gemüsemischsäfte kurbeln aufgrund ihres hohen Beta-Carotin-Gehalts die Bildung und Aktivität der Immunbotenstoffe, besonders der Interleukine, deutlich an und sorgen so für eine schlagkräftige Abwehrtruppe in Ihrem Körper. Denn 70 % aller Immunzellen befinden sich im Darm! Ist jedoch die Zusammensetzung der gesunden Darmflora gestört, wird auf Dauer die gesamte Immunabwehr geschwächt, denn das Immunsystem des Darms steht mit ihr in enger Verbindung.

Mit der täglichen Zufuhr von **heilsamen Milchsäurebakterien** in Form von Naturjoghurt, Kefir, Sauermolke, milchsaurem Gemüse bzw. Gemüsesäften und Brottrunk können Sie Ihre Darmflora hervorragend unterstützen. Bei stärkeren Darmbeschwerden wie ständigen Blähungen und Durchfällen sollten Sie mit Ihrem Therapeuten eine gründliche Darmsanierung planen (siehe Seite 32).

Eiweiß – der wichtigste Baustein des Immunsystems

Die wichtigsten Eiweiß-Bausteine für unsere Immunzellen, Antikörper und die Immunbotenstoffe sind **Aminosäuren**. Als Faustregel gilt: Pro 1 kg Körpergewicht brauchen Sie täglich 1 g hochwertiges Eiweiß. Bei einem Körpergewicht von 70 kg sind das also 70 g. Falls Sie Untergewicht haben, erhöht sich Ihr Bedarf sogar auf 1,5 g Eiweiß pro kg Körpergewicht!

Wichtige Eiweißlieferanten für Ihr Immunsystem sind:

- Putenfilet (35 g/150 g*), Hähnchenfilet und Rindertartar (33/150 g*)
- Thunfischfilet (32/150 g*), Kabeljau (27 g/150 g*)
- Sojamilch (24 g/150 g*)
- Diätkurmolke (30 g/1)
- Trinknahrung (aus der Apotheke), z. B. Biosorb Energie®, Fortimel Complete® oder Oral-Impact® (Beutel mit 30 bis 70 g Eiweiß pro Portion)   * übliche Portionsgröße

Vor und nach größeren Operationen, z. B. einer Hüftgelenks-OP, sollten Sie unbedingt eine Extra-Ration an hochwertigem Eiweiß zu sich nehmen, um Ihr Immunsystem optimal zu stärken. Besprechen Sie mit Ihrem Arzt, ob die Verordnung einer immunstärkenden Eiweiß-Trinknahrung angezeigt ist – das gilt ganz besonders, falls Sie untergewichtig sind.

Bei leichten Immunstörungen reichen Heilpflanzen aus

Wenn Ihre Immunabwehr nur leicht geschwächt ist, z. B. weil Sie in letzter Zeit viel um die Ohren hatten, sind Pflanzenzubereitungen eine sehr gute Möglichkeit, um Ihre Abwehrzellen zu aktivieren. Extrakte aus immunstärkenden Heilpflanzen als Tabletten, Kapseln, Lutschpastillen oder als Tinktur zum Einnehmen erhalten Sie in der Apotheke (siehe Kasten unten). Immunsteigernde Präparate mit Knoblauch, Bärlauch und Sonnenhut wirken vorbeugend. Daher sollten Sie die Mittel kurmäßig einige Wochen einnehmen, z. B. vor der üblichen Erkältungszeit oder vor einer Reise.

Unterstützen Sie die Wirkung der Mittel möglichst durch **Kneippsche Anwendungen zur Abhärtung**, z. B. Wasser-, Tau- oder Schneetreten,

Diese pflanzlichen Präparate können Sie selbst anwenden

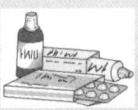

- aar® vir Kapseln aus der Wurzel des Roten Sonnenhuts
- Angocin Anti-Infekt® N Tabletten aus Kapuzinerkresse und Meerrettich
- Asgaard®, St. Johannser® oder Oekopan® Propolis Kaspeln
- Bärlauch Mönchs® Kapseln
- Eleu Kokk® Dragees und Lösung aus Taigawurzel
- Esberitox® Lösung sowie Tabletten aus Rotem Sonnenhut und Wildem Indigo
- Florabio® Knoblauchsaft
- Julphar® Knoblauch Kapseln

- Kwai® Dragees aus Knoblauch
- Lymphozil® Lutschtabletten und Tropfen aus Rotem Sonnenhut
- Umckaloabo® Lösung aus Kap-Pelargonie

Wenn Sie Allergiker sind oder an einer Autoimmunerkrankung, z. B. Rheuma oder der Crohn-Krankheit, leiden, dürfen Sie immunsteigernde Mittel nur auf ärztliche Anordnung einnehmen. Denn eine allgemeine Immunstärkung kann das bei Ihnen ohnehin übersteigert reagierende Immunsystem zum „Überkochen" bringen und damit zu einer starken Verschlimmerung Ihrer Beschwerden führen!

kalte Güsse und Trockenbürsten sowie regelmäßigen Ausdauersport wie Walking, Joggen, Radfahren oder Schwimmen. Und versuchen Sie, seelischen Stress abzubauen bzw. einen gelassenen Umgang damit zu finden, denn **Optimisten** werden **seltener krank**. Dazu empfehlen wir Ihnen auch die FID-Entspannungs-CDs Atemtherapie, autogenes Training, progressive Muskelentspannung und Yoga, die Sie zum Preis von 14,95 € pro CD über den *N&G*-Nachbestellservice (siehe Seite 158) erhalten.

Heilimpfungen gegen Atemwegs- und Blaseninfekte

Reagiert Ihre Immunabwehr nur bei bestimmten Erregern zu schwach, können Sie Ihre Abwehrzellen ganz gezielt durch Einnahme oder Injektion von **gefriergetrockneten, abgetöteten Erregern** stimulieren. Diese „Heilimpfung" wird auch von Schulmedizinern immer häufiger eingesetzt.

Heilimpfungen schützen Sie vor:

- Infektionen der Atemwege (Präparat: Broncho Vaxom®)
- Infektionen der Harnwege (Präparat: Strovac®, Urovaxom®)
- Vaginalpilze (Präparat: Gynotren® zur Injektion)

Alle Mittel sind verschreibungspflichtig und müssen unter ärztlicher Kontrolle verabreicht werden, da allergische Reaktionen auf die Erreger-Eiweiße möglich sind.

Völlig eiweißfrei sind die so genannten Spenglersan-Kolloide, eine Art homöopathische Zubereitung von abgetöteten Krankheitserregern. Diese Mittel, die Ihr Therapeut für Sie auswählt, müssen Sie meist in die Ellenbeuge einreiben. Die Kolloide dringen durch die Haut ins Gewebe und stärken dort die Abwehr. Ebenfalls abwehrstärkend wirken die Sanum-Therapie nach Professor Enderlein, Akupunktur und die Eigenblutgabe, die ebenfalls von Ihrem Therapeuten „verabreicht" werden. ■

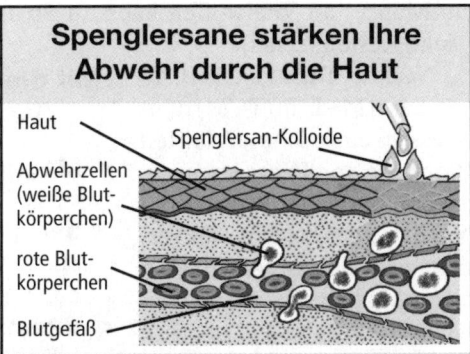

Spenglersane stärken Ihre Abwehr durch die Haut

Haut
Spenglersan-Kolloide
Abwehrzellen (weiße Blutkörperchen)
rote Blutkörperchen
Blutgefäß

Die Spenglersan-Mittel dringen durch die Haut und bewirken eine Verengung der Blutgefäße. Dadurch bleiben die Abwehrzellen (weiße Blutkörperchen) an der Gefäßwand hängen, wandern durch Zellspalten ins umliegende Gewebe ein und vernichten dort Krankheitserreger.

Diese Rezepte aus China erlösen Sie von quälenden Kopfschmerzen

Tigerbalsam macht Schmerzmittel oft überflüssig

Als ob mein Kopf in einer Schraubzwinge steckt" – so beschreiben viele Patienten ihre Beschwerden, die die Medizin als Spannungskopfschmerzen bezeichnet. Dieser Kopfschmerztyp ist der häufigste; über 14 Millionen Bundesbürger leiden regelmäßig an wiederkehrenden Attacken, die meist am frühen Vormittag oder späten Nachmittag beginnen.

Stress und Sorgen – die häufigsten Auslöser

Spannungskopfschmerzen, die oft beidseitig auftreten, sind meist eine Folge von Zeit- und Leistungsdruck, Überlastung, Partnerschaftskonflikten sowie Sorgen, Kummer und Ängsten. Diese Stressfaktoren führen im wahrsten Sinne des Wortes zu einer starken geistig-seelischen und körperlichen Anspannung. „Zähne zusammenbeißen und durch …" heißt eine treffende Redewendung, wenn man etwas Unangenehmes ertragen muss. Vielleicht haben Sie die Folgen schon selbst erlebt: Auf einmal ist Ihre Kiefermuskulatur völlig verspannt. Lassen Sie sich also bitte nicht von der Neurologie (Nervenheilkunde) einreden, Sie seien besonders stressanfällig, weil die Schmerzempfindlichkeit Ihrer Muskeln erhöht sei. Das ist Unfug! Auch ein Mangel an Vitalstoffen kann zu Spannungskopfschmerzen beitragen (siehe Kasten rechts).

Nach der Traditionellen Chinesischen Medizin (TCM) führt Stress zu einer **schmerzhaften Blockade** von Energiebahnen, die durch **Akupunktur** wieder befreit werden können. Das Verfahren hat sich im Jahr 2006 in einem Modellversuch deutscher Krankenkassen bestens bewährt: So bewirkte es bei über 70 % der rund 45.000 Studienteilnehmer eine Besserung der Schmerzen, wobei in 50 % der Fälle ein gutes und in 20 % ein sehr gutes Ergebnis erzielt

Mit diesen Vitalstoffen beugen Sie Kopfschmerzen vor

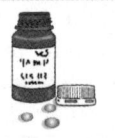

- **Magnesium**, Tagesdosis 300 mg (z. B. Additiva® Magnesium 300 mg, Monatsbedarf ca. 7 €)
- **Vitamin B2:** Tagesdosis 10 mg (z. B. Vitamin B2 10 mg Jenapharm®, Monatsbedarf ca. 2 €)
- **Omega-3-Fettsäuren:** Tagesdosis 2 g (z. B. Amen®, Monatsbedarf ca. 18 €)

wurde. Obwohl die Krankenkassen daher die Kosten für die Nadeltherapie übernehmen wollten, stimmten die Ärztevertreter dagegen – ein Skandal! Für die häusliche Selbstbehandlung empfehlen wir Ihnen die **Akupressur**, die in China als kleine Schwester der Akupunktur gilt (Anleitung siehe Kasten Seite 90). Ausgesprochen hilfreich zur Schmerzvorbeugung sind zudem **aktive Entspannungsverfahren** wie Atemtherapie, autogenes Training, Biofeedback, progressive Muskelentspannung nach Jacobson und Yoga.

Tigerbalsam kühlt und klärt Ihren Kopf

Viele Patienten schwören bei Spannungskopfschmerzen auf einen **kalten Waschlappen** im Genick oder auf der Stirn. In China nehmen die Menschen gerne Tigerbalsam (siehe Kasten auf Seite 90/91), um ihren Kopf äußerlich und innerlich zu kühlen. Falls Sie Tigerbalsam, ersatzweise **japanisches Pfefferminzöl** (aus der Apotheke), nicht zur Hand haben, sollten Sie bei starken Beschwerden ein Schmerzmittel einnehmen. Damit verhindern Sie, dass sich die Schmerzen verselbständigen und chronisch werden (siehe Kasten unten). Von den schulmedizinischen Schmerzmitteln sind folgende Monopräparate sinnvoll: **Paracetamol** (z. B. Benuron®), max. 1.500 mg pro Tag, **Acetylsalicylsäure** (z. B. Aspirin®), max. 1.500 mg pro Tag, oder **Ibuprofen** (z. B. Dolgit®), max. 1.200 mg pro Tag. Nehmen Sie ASS nicht bei einer Magenschleimhautentzündung ein. Verzichten Sie unbedingt auf Kombi-Präparate mit Koffein, Codein oder Antihistaminika. Diese wirken zwar schnell, führen aber auch ebenso rasant in die Sucht: Dann bekommen Sie Dauerkopfschmerzen, gegen die keine Mittel mehr helfen.

Nehmen Sie pro Monat höchstens 10-mal synthetische Schmerzmittel ein, um keine Leber- bzw. Nierenschäden zu riskieren!

Setzen Sie im Notfall auf diese pflanzlichen Schmerzmittel

- Cefanalgin® aus Iris, Alpenveilchen und Steinklee (50 ml ca. 13,95 €)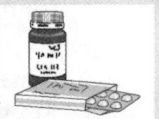
- Spigelon® aus Wurmkraut, Belladonna, Gelbem Jasmin und Steinklee (50 Tabl. ca. 5,25 €, 30 ml ca. 7,90 €)
- Assalix® aus Weidenrinde (40 Drgs. 17,25 €); nicht bei einer Allergie gegen ASS einnehmen!
- Petadolex® aus Pestwurz (50 Kps. 17,95 €)

Alle Präparate erhalten Sie ausschließlich in Apotheken.

Spannungskopfschmerzen adé: Was Ihnen die Chinesen empfehlen

Akupressur: sanfter Fingerdruck gegen akute Schmerzen

Um die gestörte Energiebahn zu finden, prüfen Sie zunächst alle nachfolgend genannten Kopfpunkte (siehe Abb. 1 und 2) auf Druckschmerzhaftigkeit.

Diese Punkte sollten Sie prüfen:

- **Yin Tang** (Siegelhalle) in der Mitte zwischen den Augenbrauen

- **Zan Zhu** (Zusammengelegter Bambus) in der kleinen Grube am inneren Ende der Augenbraue

- **Yang Bai** (Die Weiße des Yang) eine Daumenbreite über der Mitte der Augenbraue

- **Tong Zi Liao** (Kellerloch der Pupille) in der Mulde neben dem äußeren Augenwinkel

- **Tou Wei** (Haltebahn) im Stirn-Schläfenwinkel

- **Tai Yang** (Großes Yang) in der Mitte der Schläfengrube

- **Shuai Gu** (Oberer Punkt des Ohres) – wenn Sie Ihre Ohrmuschel nach vorn klappen, befindet sich der Punkt zwei Finger breit über Ihrer Ohrspitze

- **Feng Chi** (Teich des Windes) am Übergang des Hinterkopfs zum Hals in der Kuhle seitlich vom Muskelstrang

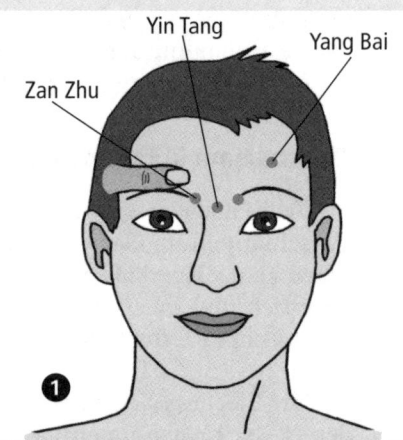

Yin Tang · Yang Bai · Zan Zhu

❶

Massieren Sie nur die druckempfindlichen Punkte ca. 1 Minute lang mit zunehmendem Druck und kreisenden Bewegungen mit der Fingerkuppe Ihres Zeige- oder Mittelfingers. Wiederholen Sie die Behandlung alle 15 Minuten, bis eine Besserung eintritt.

Tigerbalsam: das Wundermittel aus dem Reich der Mitte

Die Traditionelle Chinesische Medizin betrachtet Spannungskopfschmerzen als Folge von zu viel Hitze im Kopf. Diese können Sie mit dem bekannten Tigerbalsam, einer scharfen und zugleich kühlenden Mixtur aus Kampfer und Menthol sowie Nelken-, Cajeput- und Pfefferminzöl, wirksam bekämpfen. Tigerbalsam erhalten Sie – in verschiedenen Stärken von mild bis scharf – in Drogerien und Apotheken (25 ml ca. 6 bis 8 €).

Einreibung: Streichen Sie den Tigerbalsam schon beim ersten Anflug der Kopfschmerzen dünn auf die betroffenen Stellen, z. B. Schläfen, Stirn, Haaransatz oder auch Nacken. Achten Sie darauf, dass er nicht in Ihre Augen gerät.

Behandlung von Akupressurpunkten: Sehr hilfreich ist das vorsichtige Einmassieren des Tigerbalsams im Bereich schmerzhafter Akupressurpunkte.

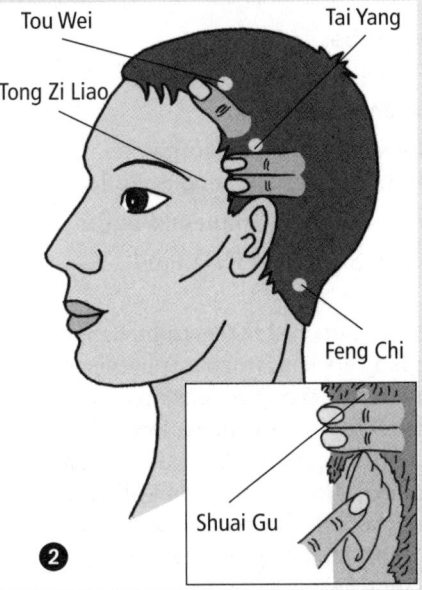

Tou Wei

Tong Zi Liao

Tai Yang

Feng Chi

Shuai Gu

❷

Inhalation: Wenn Sie das Gefühl haben, dass Ihr Kopf heiß, „ganz dicht" oder „voll" ist, empfehlen wir Ihnen ein Kopfdampfbad mit Tigerbalsam: Geben Sie dazu 1/4 TL Balsam in eine große Schüssel, gießen Sie kochendes Wasser hinzu und inhalieren Sie die Dämpfe unter einem großen Handtuch. Die ätherischen Dämpfe klären Ihren Kopf und leiten überschüssige Hitze ab.

Dieses Dampfbad ist für Asthmatiker nicht geeignet, da die intensiven ätherischen Öle einen Asthmaanfall auslösen können.

Göttlicher Tee für Frauen

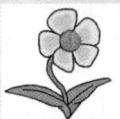

Gegen Spannungskopfschmerzen infolge von körperlicher und seelischer Erschöpfung in und nach den Wechseljahren hilft Ihnen die folgende Teemischung, die manchmal als „persönlicher Tee der Göttin Guanyin" bezeichnet wird.

Zutaten:

- 150 g schwarze Sesamsamen
- 150 g getrocknete Süßkartoffeln
- 150 g weißer Reis
- 150 g Lotuswurzelpulver
- 2 EL brauner Zucker

(alles aus dem Asia-Laden)

Rösten Sie Sesam, Süßkartoffeln und Reis unter ständigem Rühren in einer Pfanne ohne Fett, bis die Mischung ganz knusprig ist, und zermahlen Sie sie nach dem Abkühlen in einer Gewürz- oder Kaffeemühle zu einem feinen Pulver. Geben Sie Lotuswurzelpulver und Zucker hinzu und verwahren Sie die Teemixtur in einem fest verschlossenen Glas. Übergießen Sie jeden Morgen 3 EL der Mixtur in einem Teebecher mit kochendem Wasser, rühren Sie kräftig um, bis das Stärkungsgetränk leicht dickflüssig ist, und trinken Sie es in kleinen Schlucken. ■

Wie die Naturheilkunde Ihre Heilungschancen bei Krebs verbessert

Die Mistel und eine „Regenbogen-Diät" stärken Ihre Abwehr

Mindestens **ein Drittel aller Krebserkrankungen**, bei manchen Krebsarten sogar noch deutlich mehr, ließe sich durch eine gemüse- und obstbetonte Frischkost vermeiden. Das hat die Zwischenbilanz der Europäischen Großstudie zu ernährungsbedingten Krebserkrankungen EPIC (European Investigation into Cancer and Nutrition) im Jahr 2007 eindrucksvoll belegt. An dieser Langzeituntersuchung nehmen seit 1992 rund 520.000 Menschen aus ganz Europa teil.

Diese Nahrungsstoffe schützen Sie vor Krebs:

- **Antioxidantien**, z. B. Vitamin C und E, Carotinoide (v. a. Beta-Carotin, Lycopin, Lutein), Zink und Selen
- **sekundäre Pflanzenstoffe**, z. B. Phytoöstrogene (v. a. Isoflavone und Lignane), Apigenin, Isocyanate, Indole, Quercetin und Senföle
- **Ballast- bzw. Faserstoffe**, z. B. Cellulose, Lignin, Pektin und Inulin
- **Mineralstoffe und Spurenelemente**, v. a. Selen und Kalzium

Als **wichtigste Krebsschützer** gelten heute die über 12.000 verschiedenen **sekundären Pflanzenstoffe**, von denen bislang erst ein Bruchteil chemisch entschlüsselt wurde: Sie verstärken sich in ihrer Wirkung gegenseitig, neutralisieren sogar die Wirkung von Pflanzenstoffen, die für sich allein giftig für die menschliche Gesundheit wären, und **fördern die Aufnahme von Antioxidantien** im Darm. Äpfel, Artischocken, Basilikum, Brokkoli, alle Kohlsorten, Knoblauch, Petersilie, Sauerkraut, Sellerie, Spargel und Zwiebeln enthalten auch direkt **krebshemmende Substanzen**. Dazu zählen Apigenin, Indole, Isocyanate, Quercetin und Senföle.

Unverzichtbar sind zudem die Ballaststoffe, die vorwiegend in Vollkorngetreide (Backwaren, Müsli, Kleie) sowie Gemüse und Obst enthalten sind. Sie **binden giftige Verdauungsrückstände** im Darm, ernähren die guten Darmbakterien und sorgen für eine regelmäßige Darmentleerung. Auf diese Weise schützen sie nicht nur vor Darmkrebs, sondern entlasten auch das wichtige Immunsystem im Darm. Und das wiederum schont die **gesamte körpereigene Abwehr**.

Nach einer Untersuchung der Universität Jena vom April 2006 wirkt der Ballaststoff Inulin, der in Chicoree und Topinambur enthalten ist, sogar doppelt: Seine Abbauprodukte kurbeln die Krebs-Abwehrreaktion der Darmzellen auch direkt an.

„Regenbogen-Diät" heißt das Zauberwort

Den optimalen Krebsschutz erreichen Sie, wenn Sie täglich mindestens 500 g frisches Gemüse und Obst zu sich nehmen sowie **Vollkornprodukte** und hochwertige **kalt gepresste Pflanzenöle** bevorzugen. So erreichen Sie auch die notwendige tägliche Zufuhr von **35 g pflanzlichen Ballaststoffen** für die krebsschützende Darmreinigung. Den höchsten Stellenwert haben dabei eindeutig Gemüse und Obst, die Ihr gesamtes Krebsrisiko um ein Drittel verringern können. Wie die EPIC-Studie zeigt, liegt die Schutzwirkung bei einigen häufigen Krebsarten (z. B. Darm-, Lungen-, Magen- und Prostatakrebs) noch um 10 bis 15 Prozentpunkte höher.

So decken Sie Ihren Tagesbedarf an Früchten:

- Nehmen Sie täglich 5 Portionen zu sich: 3 Portionen Gemüse und 2 Portionen Obst.
- Als Faustregel gilt: 1 Portion = 1 Handvoll (100 g).
- Essen Sie Rohkost, Kompott bzw. milchsauer eingelegtes Gemüse als Zwischenmahlzeit.
- 1 bis 2 Portionen können Sie durch 200 bzw. 400 ml naturtrübe (!) Obst- oder Gemüsesäfte ersetzen.

Essen Sie bunt, am besten in den Farben des Regenbogens! Wählen Sie z. B. Rettich (weiß), gelbe Paprika (gelb), Karotten (orange), Tomaten (rot), Spinat und Brokkoli (grün) sowie Auberginen oder Pflaumen (violett). So nehmen Sie ein Maximum an wertvollen Inhaltsstoffen der Früchte auf. Eine andere, sehr praktische Regel für die tägliche Gemüseauswahl lautet: eines, was unter der Erde wächst, z. B. Radieschen, eines, was auf der Erde wächst, z. B. Feldsalat, und eines, was über der Erde wächst, z. B. Kohlrabi.

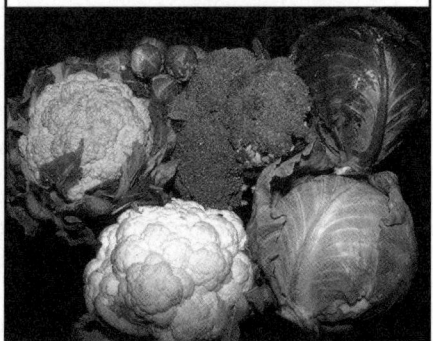

Krebsschutz Kohl

Die Senföle des Kohls hemmen das Wachstum von Krebszellen, v. a. im Darm.

Foto: © Richberg

Verbannen Sie diese Krebsförderer von Ihrem Teller:

- **scharf angebratenes Fleisch**; es enthält krebsauslösendes Benzpyren.
- **geräuchertes oder gepökeltes Fleisch**; darin verbergen sich u. a. krebsauslösende Nitrosamine.
- **gehärtete, weiße Fette**; ihre Transfettsäuren schädigen die Zellmembranen und machen die Zellen anfällig für krebsauslösende Viren und Umweltgifte.
- **Backwaren** aus Getreide und Kartoffeln, die bei **hohen Temperaturen (über 200 °C)** hergestellt werden, wie Pommes frites, Knäckebrot und Kartoffelchips; bei der Hitze bildet sich Acrylamid, das zu Zellschäden führt.
- **angeschimmelte Lebensmittel**; das Schimmelpilzgift Aflatoxin ist stark krebserregend – kontrollieren Sie Nüsse, Brot und Südfrüchte besonders genau!
- **rotes Fleisch** und daraus hergestellte Wurstwaren; sie verstärken die Bildung von körpereigener Lithocholsäure, die Darmkrebs begünstigt.
- **Zucker und Weißmehlprodukte**; sie erhöhen den Insulin- und bei Frauen den Östrogenspiegel im Blut. Das kann zu Bauchspeicheldrüsenkrebs sowie bei Frauen zu Brust- und Unterleibskrebs führen.

Und noch ein wichtiger Hinweis: Aus der Sicht der Traditionellen Chinesischen Medizin (TCM) essen wir Deutschen viel zu kalt: nicht nur im Hinblick auf die tatsächliche Temperatur unserer Nahrungsmittel, sondern auch in energetischer Hinsicht. So schwächen zu viel Rohkost und rohe Getreidemüslis unsere gesamte Immunabwehr. Details und Rezepte aus der Traditionellen Chinesischen Medizin finden Sie regelmäßig in den monatlichen Ausgaben von *Natur & Gesundheit*.

Biologische Verfahren erhöhen Ihre Heilungsaussichten

Eine **gezielte Immunstärkung** (siehe Seite 84 ff.) ist neben der krebsschützenden Ernährung die wichtigste Vorbeugung gegen bösartige Tumorerkrankungen. Mehr noch: Sie ist auch das A und O einer biologischen Krebstherapie. Allerdings braucht es hier gleichzeitig die Hilfe der Schulmedizin. Denn eine Krebsgeschwulst zeigt an, dass die Immunabwehr nicht mehr stark genug ist, die Krankheit selbst zu bekämpfen. In den allermeisten Fällen muss die Krebsgeschwulst operativ entfernt und/oder durch eine Strahlen-, Chemo-, Hormon- oder Antikörpertherapie verkleinert bzw.

vernichtet werden, um den Körper und sein Immunsystem zu entlasten. Gleichzeitig muss die Immunabwehr grundlegend gestärkt werden. Denn auch bei bester Operations- und Bestrahlungstechnik bleiben einige Krebszellen übrig, die von den Abwehrzellen beseitigt werden müssen. Außerdem vernichten sie markierte bzw. abgetötete Krebszellen sowie durch Operation, Bestrahlung und Zellgifte geschädigte gesunde Zellen. Damit macht die biologische immunstärkende Krebstherapie die belastenden schulmedizinischen Behandlungen verträglicher, verbessert die Lebensqualität der Patienten und beugt sogar Rückfällen vor.

Bewährte Verfahren der biologischen Krebstherapie sind: Misteltherapie, Thymuspräparate, Zellextrakte (Milzpeptide), Enzymtherapie, Sauerstofftherapie, orthomolekulare Medizin (hoch dosierte Vitalstoffe), Hyperthermie, psychologische Begleitung sowie Sport- und Bewegungstherapie.

Leider gibt es jedoch auch zahlreiche Scharlatane, die Wunderheilungen mit Extremdosen an Vitaminen oder obskuren Mixturen gegen teures Geld versprechen. So gibt es für CanCell (= Sheridan's Formula), Jim`s Juice, Croconic Acid, JS-114, JS-101, Dr. Klehr Eigenblutzytokine, Flor Essence und Galavit keinerlei Wirkungsnachweise. Sparen Sie sich das Geld dafür!

Lektin aus Misteln hemmt das Tumorwachstum

Die Misteltherapie ist die älteste **biologische** bzw. komplementäre **Krebstherapie** in Deutschland. Nach aktuellem pharmakologischem Wissensstand sind es besonders die **Lektine** der Mistel (*Viscum album*), die die Krebszellen praktisch aneinander kleben, sodass sie sich nicht mehr so leicht teilen können. Gleichzeitig aktivieren die Mistelwirkstoffe das Immunsystem und regen die Produktion von **Endorphinen** (körpereigene Glückshormone und Schmerzdämpfer) an. Die Patienten fühlen sich wohler, ihre Stimmung ist fröhlicher und damit auch ihre Motivation, die Krankheit zu überwinden. Nach Angaben der Gesellschaft für Biologische Krebsabwehr in Heidelberg haben in-

Die heilsame Mistel

Seit fast 90 Jahren hat die Mistel ihren festen Platz in der anthroposophischen Krebstherapie.

Foto: Wala Heilmittel GmbH

zwischen 45 von 47 Studien die Wirksamkeit von Mistelpräparaten bei Krebs belegt.

Mehr als 60 % aller Krebspatienten bekommen heute zusätzlich Mistelpräparate, z. B. Iscador®, Helixor®, Iscucin®, Lektinol® oder Eurixor®. Die Kosten von 100 bis 125 € pro Monat für die Präparate werden von allen Krankenkassen übernommen, solange Tumorzellen vorhanden sind. Allerdings scheuen sich manche Ärzte vor der Verordnung, um ihr Arzneimittelbudget zu schonen. In solchen Fällen sollten Sie sich umgehend an Ihre Krankenkasse wenden. Unterstützung erhalten Sie zudem bei der Gesellschaft Anthroposophischer Ärzte (siehe Seite 155), die Ihnen erfahrene Mistel-Therapeuten in Ihrer Nähe nennt. Ausführliche Informationen zu den übrigen biologischen Verfahren zur Krebsbehandlung (z. B. Thymus- und Enzymtherapie, Tumorimpfung, Hyperthermie und chinesische Heilkräuter) enthalten die monatlichen Ausgaben von *Natur & Gesundheit*.

Mut zum Leben stärkt Ihre Selbstheilungskräfte

Vielleicht haben Sie schon einmal von Dr. Carl O. Simonton oder Dr. Bernie Siegel gehört. Diese beiden US-Ärzte, der eine Onkologe, der andere Chirurg, erforschen seit Jahrzehnten die **Heilung durch Hoffnung** und positives Denken. Aufgrund ihrer Erfahrungen haben sie spezielle Übungen für Krebskranke entwickelt, um ihnen zu helfen, aktiv an der Bewältigung der Krankheit mitzuwirken. Dabei handelt es sich u.a. um **Visualisierungstechniken**, mit denen Sie sich vorstellen, wie Ihre Abwehrzellen oder auch Medikamente die Krebszellen erfolgreich bekämpfen. Die Autoren nennen dies die Aktivierung des „inneren Arztes".

Die meisten Patienten berichten, dass sie sich durch die Übungen zuversichtlicher und **innerlich gestärkt** fühlten. Auch die notwendigen schulmedizinischen Therapien konnten sie besser durchstehen. Eine deutsche Variante ist das **Bochumer Gesundheitstraining** (BGT), das von Profes-

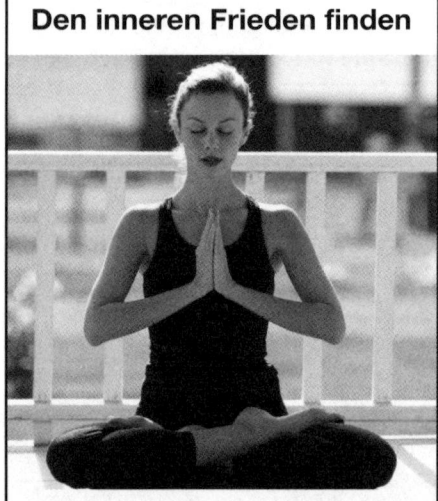

Den inneren Frieden finden

Mit meditativen Körperübungen finden Sie Ihre innere Mitte und aktivieren Ihren „inneren Arzt".

sor Walter Nieser und dem Psychologen Erhard Beitel erarbeitet wurde. Beide Trainings sowie zahlreiche weitere kraftspendende Verfahren gehören inzwischen in vielen Kliniken, Ambulanzen, Nachsorgeeinrichtungen und Selbsthilfegruppen zum Standardangebot.

Nehmen Sie Probesitzungen und entscheiden Sie nach Ihrem Bauchgefühl, welches Verfahren Ihnen am besten hilft. Wenn Sie ein sehr mitfühlender Mensch sind und starken Anteil am Leid von Mitpatienten nehmen, sollten Sie sich für Einzelstunden entscheiden. Auch für eher zurückhaltende Menschen sind Gruppentermine zumindest am Anfang zu anstrengend.

Mit Aquagymnastik kommen Sie wieder zu Kräften

Noch vor 15 Jahren lautete die Devise bei Krebs: größtmögliche Schonung. Inzwischen hat sich herausgestellt, dass das genau der falsche Weg war. Denn moderate Ausdauerübungen unterstützen die Genesung und beugen Rückfällen auf vielfache Weise vor. Zahlreiche Untersuchungen, u. a. an der Charité in Berlin und der Harvard-Universität (Boston/USA), bestätigen diese positiven Wirkungen eindeutig. So können schon **sechs Stunden** zügiges **Spazierengehen pro Woche** bei Darmkrebs das Risiko eines tödlichen **Tumorrückfalls halbieren**!

Das A und O: tägliche Bewegungsübungen

Mit leichten Bewegungsübungen sollten Sie bereits **kurz nach der Operation** unter Anleitung eines Physiotherapeuten in der Klinik beginnen. Sobald die Operationswunde geheilt ist, können Sie Ihr Trainingsprogramm schrittweise auf ein Pensum von **dreimal 40 Minuten pro Woche** ausbauen. Wählen Sie dazu, was Ihnen Freude bereitet, z. B. (Nordic-) Walking, (Aqua-)Gymnastik, Schwimmen, Joggen oder Radfahren.

Ein ganz neues Bewegungstraining, das besonders bei Frauen viel Anklang findet, ist **Tanzaerobic**. Hier werden gymnastische Übungen zu Musik mit einfachen Tanzschritten ergänzt. Auch das **Breathwalking**, bei dem Walking mit Entspannungs- und Meditationsübungen aus dem Kundalini-Yoga kombiniert wird, ist bei Krebs sehr zu empfehlen.

Ob Sie sich einer der über **700 Sportgruppen für Krebspatienten** anschließen oder in eine „normale" Sportgruppe gehen, bleibt ganz Ihnen überlassen. Krebs-Sportgruppen haben zwar den Vorteil, dass Sie hier Leidensgenossen treffen. Aber auch in den anderen Gruppen hat fast jeder Teilnehmer ein gewisses „Päckchen" zu tragen und daher Verständnis für Ihre Situation. Und manche Menschen möchten auch einfach „inkognito" üben. Auch das ist völlig in Ordnung, solange Sie ständig „am Ball bleiben". ■

Heilerde und Weißkohlsaft lassen die entzündete Magenschleimhaut abheilen

Bei Übersäuerung: Niemals Bitterstoffe einnehmen!

Eine akute Magenschleimhautentzündung (med.: Gastritis) hat wahrscheinlich schon jeder von Ihnen einmal gehabt. Am häufigsten tritt sie bei einer **Infektion** (Magengrippe) auf. Auch ein verdorbener **Magen** nach zu schwerem oder zu scharf gewürztem Festessen, vor allem in Verbindung mit Alkohol, ist nichts anderes als eine akute Gastritis.

Sie macht sich vor allem mit mehr oder weniger heftigen, kneifenden bzw. schneidenden Schmerzen im Oberbauch und Sodbrennen bemerkbar. Nach 1 bis 2 Tagen Fasten mit **Kamillen- oder Pfefferminztee** und einem weiteren Tag mit trockenem Zwieback ist gewöhnlich alles vorbei. Flammen die Beschwerden aber immer wieder auf, spricht die Medizin von einer **chronisch rezidivierenden Gastritis**.

Ursache der Entzündung: Übersäuerung?

Hier ist zwischen zwei Formen zu unterscheiden: 1. Eine **hyperazide Magenschleimhautentzündung** (Übersäuerung) geht mit einer zu starken Sekretion von Magensäften, v. a. Magensäure und Pepsin, sowie zu geringer Bildung von Schutzschleim einher. Sie ist mit ca. 95 % die häufigste Form und wird v. a. durch Nikotin, Alkohol, Kaffee, Stress, Medikamente (Schmerzmittel, Kortison) oder den Magenkeim Helicobacter pylori ausgelöst.

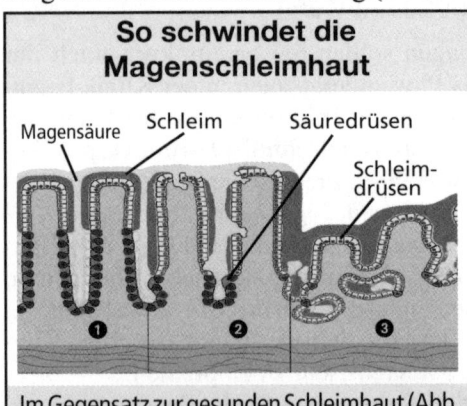

So schwindet die Magenschleimhaut

Magensäure — Schleim — Säuredrüsen — Schleimdrüsen

Im Gegensatz zur gesunden Schleimhaut (Abb. ❶) ist sie im Anfangsstadium einer chronischen Gastritis entzündlich aufgequollen; die Magendrüsen arbeiten auf Hochtouren (Abb. ❷). Nach einigen Jahren schwindet die Schleimhaut und die Sekretion der Drüsen versiegt (Abb. ❸).

2. Bei der **anaziden Gastritis (Säuremangel)** versiegt die Bildung der Magensäfte und des Schutzschleims, weil die Magenschleimhaut schrumpft und austrocknet. Ursache ist eine autoimmunbedingte Entzündung. Letztendlich führt aber auch die erste Form der

Gastritis nach Jahren bzw. Jahrzehnten zum Abbau der Magenschleimhaut und damit zum Versiegen der Magensäfte.

Vor einer Selbstbehandlung sollten Sie immer vom Arzt feststellen lassen, an welcher Form der Magenschleimhautentzündung Sie erkrankt sind. Denn danach richtet sich auch die naturheilkundliche Therapie. Liegt eine Helicobacter-Infektion vor, empfehlen wir Ihnen zunächst eine Antibiotika-Therapie, um den Keim zu besiegen.

Heilerde bindet überschüssige Säure

Bei **Hyperazidität** (Übersäuerung des Magens) empfehlen sich **schützende und beruhigende Mittel**. Die Schulmedizin verordnet in der Regel **Säureblocker**. Dazu zählen die H_2-Rezeptorenblocker (z. B. Cimetidin, Famotidin, Ranitidin) und die Protonen-Pumpenhemmer (z. B. Lansoprazol, Omeprazol, Pantoprazol), die die Magensäuresekretion herunterfahren. Auch **Säurepuffer** (Antazida, z. B. Maaloxan ®, Riopan®) werden eingesetzt. Doch all das bekämpft nur die Symptome, denn auch der Helicobacter kann sich nur in einem bereits gestörten Magenmilieu vermehren.

Daher sollten Sie Ihre Magenschleimhaut besser vor den oben genannten krank machenden Einflüssen schützen und die überschüssige Magensäure durch Heilerde binden, damit sich Ihr Magen selbst regenerieren kann: Nehmen Sie 3- bis 5-mal täglich 1 gestrichenen EL feinste Heilerde (z. B. Luvos® Ultra aus der Drogerie oder Apotheke) ein. Rühren Sie die Erde mit etwas Wasser oder Tee zu einem festen Brei an und schlucken Sie diesen hinunter. Die ebenfalls in Drogerien und Apotheken angebotenen Heil-

Bei diesen Symptomen sollten Sie unbedingt zum Arzt gehen

- Wenn Sie kaffeesatzartige Krümel erbrechen oder Ihr Stuhl schwarz verfärbt ist (Magenblutungen). Bei schwallartigem dunklem Erbrechen müssen Sie sofort den Notart rufen (Tel. 112).
- Wenn Sie das Gefühl haben, als ob Ihnen die Nahrung im Hals stecken bliebe.
- Wenn Sie neuerdings einen ausgesprochenen Widerwillen gegen Fleisch empfinden.
- Wenn Ihre Kräfte unerklärlicherweise nachlassen.
- Wenn Sie sich leicht fiebrig fühlen und/oder nachts ungewöhnlich schwitzen.
- Wenn Sie ungewollt an Gewicht verloren haben.
- Bei starken plötzlichen Schmerzen.

erde-Kapseln reichen nicht aus – Sie müssten schon 20 Stück auf einmal schlucken! Weitere sehr bewährte Naturrezepte zum Schutz Ihrer Magenschleimhaut finden Sie im Kasten auf Seite 101.

Bitterstoffe lassen die Magensäfte wieder fließen

Bei **Anazidität** (Schleimhautschwund und Versiegen der Magensäfte) helfen pflanzliche **Bitterstoffe** (Amara), um die Magensaftsekretion und damit auch den Appetit anzuregen. Bitterstoffe bringen zudem die Magen-Darm-Motorik wieder in Gang und erleichtern die Verdauung.

Bittertropfen, z. B. aus **Wermut, Angelikawurzel, Gelbem Enzian, Kalmus und Tausendgüldenkraut**, kaufen Sie am besten fertig in der Apotheke. Bewährt haben sich z. B. Wala® Bitter-Elixier mit Ingwer und Pfeffer (180 ml 6,90 €), Weleda® Amara-Tropfen mit Gelbem Enzian, Löwenzahn, Schafgarbe und Wermut (50 ml 9,79 €) sowie Amara-Pascoe®-Tropfen mit Chinarinde, Enzianwurzel und Pomeranzenschale (50 ml 7,80 €). Viele Apotheken bieten auch selbst hergestellte „Amara-Tropfen" an.

Wer scharfe Gewürze mag, kann seine Magensäfte mit Ingwer (*Zingiber officinale*) anregen und seinem nahen Verwandten Galgant (*Alpinia officinarum*). Ingwer und Galgant erhalten Sie als Gewürzpulver in Supermärkten und Asialäden. Sie können zudem frischen Ingwer als Gewürz verwenden sowie ab und an ein kandiertes Ingwerstäbchen essen. Sehr hilfreich sind auch Ingwer-Pastillen oder -Drops, die Sie vorzugsweise bei Tee-Versandhäusern erhalten. Beide aktivieren zudem die Magen-Darm-Bewegungen nachhaltig.

Bitter- und Scharfstoffe dürfen Sie jedoch niemals bei übersäuertem Magen und Magengeschwüren anwenden, da sie die Beschwerden extrem verschlimmern.

Tausendfach bewährt: Rollkur mit Kamille

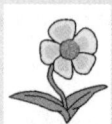 Brühen Sie 1 EL getrocknete Kamillenblüten (aus der Apotheke) mit 1/4 l kochendem Wasser auf und lassen Sie den Tee 5 Minuten zugedeckt (!) ziehen. Trinken Sie den ungesüßten, abgeseihten Tee in kleinen Schlucken und legen Sie sich dann jeweils 5 bis 10 Minuten auf den Rücken, auf die linke Seite, auf den Bauch und zum Schluss auf die rechte Seite. Machen Sie diese Rollkur morgens direkt nach dem Aufstehen und abends vor dem Zubettgehen 4 bis 12 Wochen lang.

In der Apotheke erhalten Sie fertige Rollkuren, z. B. Kamillosan® (30 ml 4,45 €) oder Kamillin-Robugen® (40 ml 4,95 €). Sie können die Rollkur auch mit Kohlsaft (siehe Seite 101) durchführen.

Natürliche Hilfe für den Magen: Heilsame Pflanzen und Öle

Großmutters Geheimrezept: Weißkohlsaft

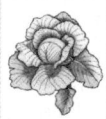

Trinken Sie 4-mal täglich 1 Glas frisch gepressten Weißkohlsaft, sodass Sie auf eine Tagesmenge von 1 l kommen. Pro Portion reicht 1/4 gewaschener und zerkleinerter Weißkohlkopf, den Sie am besten in einer Zentrifuge entsaften. Bereiten Sie den Saft immer frisch zu, damit sich seine Vitamine, z. B. Vitamin C, nicht verflüchtigen. Falls Sie bei Kohl zu Blähungen neigen, sollten Sie einige Tropfen Kümmelöl (aus der Apotheke) zum Kohlsaft hinzufügen.

Natürliches Antibiotikum: Süßholztee

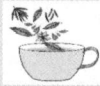

Übergießen Sie 1 TL getrocknete, geschnittene Süßholzwurzel in einem Emaillekochtopf mit 1 Tasse kochendem Wasser und kochen Sie den Tee noch ca. 5 Minuten lang. Trinken Sie bei einer Helicobacter-Infektion 3-mal täglich 1 Tasse frischen, abgeseihten Tee zu den Mahlzeiten.

In der Apotheke erhalten Sie zudem Fertigpräparate mit Süßholz, z. B. Gastrito® (20 ml 5,36 €), Heumann Magentee Solu-Vetan® (30 g 5,97 €), Liquirit® (50 Kautbl. 11,47 €) und rabro® N (40 Tbl. 8,56 €).

Wenden Sie Süßholz nicht länger als 6 Wochen an, da es die Kaliumausscheidung erhöht und die Natriumausscheidung vermindert. Die Folgen können Wassereinlagerungen und Herzrhythmusstörungen sein. Bei Herzschwäche, Bluthochdruck, Leber- bzw. Nierenstörungen, Krebs und Osteoporose sollten Sie auf Süßholz verzichten, da es diese Erkrankungen verschlimmern kann.

Leinsamen-Schleim schützt Ihre Magenwände

Lassen Sie 2 EL im Mörser zerriebenen Leinsamen in 1/2 l kaltem Wasser 12 Stunden ausquellen. Nehmen Sie morgens und abends je eine leicht angewärmte Hälfte davon ein. Der Leinsamen-Schleim legt sich als Schutzfilm auf die gereizte Schleimhaut und bindet Säure.

Pflanzenöle nähren Ihre Magenschleimhaut

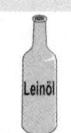

Nehmen Sie morgens 1 EL kaltgepresstes Speiseöl aus Lein bzw. Hanf oder 3-mal täglich 1 TL Schwarzkümmelöl aus der Apotheke (Hersteller z. B. Bombastus-Werke und Bio-Diät-Berlin, 100 ml 11,50 bis 14,50 €) auf nüchternen Magen ein. ■

Chronischer Schnupfen: Setzen Sie auf China-Kräuter!
Verzichten Sie außerdem auf Bananen, Milch und Käse

Das Übel beginnt meist mit einem Schnupfen – und plötzlich spüren Sie dumpfe Stirn- oder Kieferschmerzen. Ihr Arzt diagnostiziert eine Nebenhöhlenentzündung und rät zu einem Antibiotikum. Bei einer ausgedehnten Vereiterung sind diese Medikamente auch notwendig. Meist reicht jedoch eine naturheilkundliche Behandlung wie die Traditionelle Chinesische Medizin (TCM) völlig aus, die ganz auf synthetische Arzneimittel verzichtet und gleichzeitig die gefürchteten Rückfälle verhindert.

Die **Nebenhöhlenentzündung** (med.: Sinusitis) nistet sich meist nur auf einer Kieferseite bzw. in den Stirnhöhlen ein (siehe Abb. auf Seite 104). Ursache sind einseitige Verengungen der Höhleneingänge, die die Belüftung der Hohlräume und den Abfluss des Nasensekrets behindern. Während der akute Verlauf meist mit starker Sekretbildung, Druckschmerzen sowie Schmerzen beim Gehen und häufig auch Fieber einhergeht, zeigt der **chronische Verlauf** eher **unspezifische Symptome**. Häufig bemerken die Patienten lediglich, dass sie sich seit der akuten Entzündung nie wieder richtig erholt haben.

Diese Beschwerden weisen auf eine chronische Sinusitis hin:

- Eine akute Nebenhöhlenentzündung dauert länger als drei Wochen bzw. Ihre Beschwerden treten immer auf derselben Seite auf.

- Alle paar Tage löst sich ein dicker Schleimpropfen, oder Sie haben häufig Halsschmerzen bzw. besonders morgens leichten Husten, weil Ihnen das Nasensekret in den Rachen läuft.

- Sie hören beim Liegen in der Wange oder Stirn ein Knistern, als ob Seifenschaum zusammenfällt.

- Sie spüren immer mal wieder Zahnschmerzen im Oberkiefer, obwohl Ihre Zähne gesund sind, oder Sie haben häufig Schmerzen in der Stirn.

- Sie sprechen ständig „durch die Nase".

Die chronische Sinusitis entwickelt sich häufig aus einer akuten Nebenhöhlenentzündung. Diese wird meist durch einfache **Schnupfenviren** (Rhinoviren) ausgelöst. Die Viren schädigen die Schleimhaut so, dass sich **Bakterien und Pilze** einnisten können und eine Sekundärinfektion bewirken, die dann chronisch wird. Häufig gesellen sich zu den ersten Bakterien noch andere, sehr widerspenstige Erreger wie **Staphylococcus pyogenes bzw. aureus** hinzu. Bei den Pilzen ist es oft der **Aspergillus niger**, der typische Badezimmerpilz, der die schwarzen Ränder in Duschkabinen und am Waschbecken bildet.

Weil Antibiotika und Anti-Pilzmedikamente (Fungizide) oft nicht den gewünschten Erfolg bringen, verwendet auch die Schulmedizin immer häufiger Mittel aus der Naturheilkunde.

Schlüsselblume löst den festen Schleim

Ist die Entzündung noch recht frisch, können Ihnen vor allem lokale Verfahren wie Nasenspülungen, Inhalationen und schleimlösende Pflanzenpräparate helfen. Bewährt haben sich **Schlüsselblumenblüten, Enzianwurzel** und **Holunderblüten**, wie sie z.B. in dem Kombi-Präparat Sinupret® enthalten sind. Haben Sie dagegen schon mehrfach (erfolglos) Antibiotika eingenommen, sollte zunächst Ihre Darmflora mit speziellen Bakterienpräparaten, z. B. Mutaflor®, Omniflora®, Symbioflor®, wieder hergestellt werden (siehe Seite 34). Hat sich das Sekret sehr stark verfestigt, empfehlen wir Ihnen die Einnahme des Ananas-Enzyms **Bromelain** oder des Papaya-Enzyms **Papain** zur Lösung des Schleims.

Chinesische Heilpflanzen haben sich besonders bewährt

Nach einer gründlichen Darmsanierung kann Ihnen auch eine maßgeschneiderte Therapie nach der **Traditionellen Chinesischen Medizin (TCM)** helfen. Viele verzweifelte Patienten haben damit sehr gute Erfahrungen gemacht.

Die TCM-Rezepturen enthalten in der Regel mindestens eine der folgenden drei Heilpflanzen: **Huang Qin**, die Wurzel des Baikal-Helmkrauts (*Scutellaria baicalensis*), **Xin Yi**, die Blüten des Magnolienbaums *(Magnolia biondii),* und **Cang Er Zi**, die Früchte der sibirischen Spitzklette (*Xanthium sibiricum*).

So wirken die drei wichtigsten Heilpflanzen:

- **Huang Qin** entfernt Hitze aus den oberen Atemwegen und dem Verdauungssystem; es wirkt antibakteriell.
- **Xin Yi** lässt die Nasenschleimhäute abschwellen und befreit die Atmung.
- **Cang Er Zi** wirkt antibakteriell und löst festsitzende Sekrete.

Nicht nur chinesische Forschungen, sondern auch Untersuchungen des Krebsforschungszentrums Heidelberg haben im Jahr 2007 die hohe Wirksamkeit dieser Heilpflanzen belegt.

Akupunktur und Akupressur befreien Ihre Atemwege

Es gibt ungefähr 20 heilsame Akupunkturpunkte zur Behandlung der Nebenhöhlenentzündung. Als wichtigster gilt *Bi Tong*, der „Nasenöffner". Unterstützen Sie den heilsamen Effekt der Nadeltherapie, indem Sie die folgenden Punkte dreimal täglich je 1 Minute lang mit der Kuppe Ihres Zeige- oder Mittelfingers sanft massieren (siehe Abb. unten).

Massieren Sie diese Akupressur-Punkte:

- **Durchgängige Nase** (Bi Tong, Extrapunkt): am oberen Ende der Nasenflügel
- **Empfang der Düfte** (Ying Xiang, DI 20): am unteren Rand der Nasenflügel in einer Vertiefung
- **Vereinte Täler** (He Gu, DI 4): Pressen Sie Ihren Daumen seitlich an Ihren Zeigefinger. Der höchste Punkt des entstehenden Muskelstrangs ist He Gu.

Und nicht zuletzt wird Ihnen der TCM-Arzt auch von „**kalten Lebensmitteln**" abraten, die Ihren Energiefluss stören und zudem „Schleim bilden". Dazu zählen alle Kuhmilchprodukte, auch Milchkaffee, Bananen und alle Zitrusfrüchte, rotes Fleisch, frittierte Speisen sowie fettes Gebäck und Kekse. Wenn Sie diese Nahrung stets nur sehr sparsam genießen, beugen Sie der lästigen Nebenhöhlenentzündung bereits im Vorfeld äußerst wirkungsvoll vor.

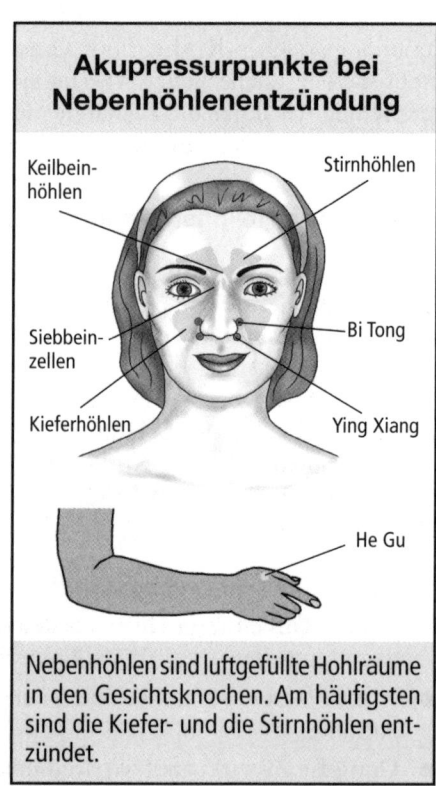

Akupressurpunkte bei Nebenhöhlenentzündung

Keilbeinhöhlen

Stirnhöhlen

Siebbeinzellen

Bi Tong

Kieferhöhlen

Ying Xiang

He Gu

Nebenhöhlen sind luftgefüllte Hohlräume in den Gesichtsknochen. Am häufigsten sind die Kiefer- und die Stirnhöhlen entzündet.

Freier atmen dank Naturmedizin

Ansteigende Fußbäder öffnen Ihre Nase

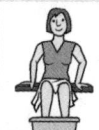 Füllen Sie einen 10-Liter-Eimer mit so viel handwarmem Wasser, bis Ihre Füße bedeckt sind. Fügen Sie 1/2 Kappe **Erkältungsbad** oder 1 Handvoll Meersalz hinzu. Stellen Sie Ihre Füße hinein und gießen Sie nach und nach sehr heißes Wasser nach, bis Sie die Temperatur kaum noch aushalten. Dann die Füße herausnehmen, in ein warmes Handtuch wickeln und 15 Minuten liegend ruhen. Das ansteigende Fußbad wirkt am späten Nachmittag am besten und lässt die Schleimhaut abschwellen.

Kräuter-Dampfbäder lösen den Schleim

 Übergießen Sie 1 gehäuften EL getrocknete Kamillenblüten in einer flachen Schüssel mit 1/2 Liter siedendem Wasser. Legen Sie nun ein Tuch über Ihren Kopf und die Schüssel und atmen Sie die Dämpfe abwechselnd durch Mund und Nase ein. Sie können das Kamillen-Dampfbad bis zu 5-mal täglich wiederholen.

Rettung in der Not: Nasenspülung

Lösen Sie 1 TL Emser Salz aus der Apotheke in 250 ml lauwarmem Wasser auf. Füllen Sie die Lösung dann in ein Nasenkännchen, mit dem Sie Ihre Nase 3- bis 5-mal täglich spülen. Das Kännchen erhalten Sie für etwa 7 € in der Apotheke und im Sanitätshaus.

Senfmehl löst das festsitzende Sekret

Rühren Sie 1 EL Senfmehl (Sinapis nigra) aus der Apotheke mit warmem Wasser zu einem glatten, aber nicht zu nassen Brei und streichen Sie ihn in der Größe der kranken Nebenhöhle auf eine dünne Mullbinde. Legen Sie sich nun flach hin und bitten Sie einen Angehörigen, Ihnen diese Binde mit dem Senfmehl nach unten auf die kranke Nebenhöhle zu legen. Sobald Ihre Haut nach einigen Minuten anfängt zu brennen, lassen Sie die Senfmehl-Binde sofort abnehmen. Diesen stark wirkenden Umschlag können Sie alle 2-3 Tage wiederholen.

Tragen Sie vorher unbedingt einen Schutzring aus Fettcreme um Ihre Augen auf und decken Sie sie gut ab, denn Senfmehl wirkt stark hautreizend. ∎

Mit Echter Goldrute und Grünem Hafer entgiften Sie Ihre geschwächten Nieren
Bluthochdruck und Diabetes sind gefährliche Risikofaktoren

Aufgabe der Nieren ist es, die im Blut gelösten **Giftstoffe** – von Medikamentenresten über Harnsäure bis hin zu abgebauten Blutfarbstoffen – herauszufiltern und **über den Harn auszuscheiden.** Doch diese Hochleistungsfilter können leicht Schaden nehmen. Neben Diabetes und Bluthochdruck ist die **häufige Einnahme von Schmerztabletten** eine der Hauptursachen für Nierenerkrankungen. Nach vorsichtigen Schätzungen wird jedes 10. chronische Nierenversagen durch Schmerzmittel verursacht. Der Arbeitskreis Organspende machte Schmerzmittel im Jahr 2000 sogar für ein Drittel aller Dialysebehandlungen verantwortlich.

Schmerztabletten zerstören Ihre Nieren!

Nach Angaben des Bundesgesundheitsministeriums vom Juni 2006 gelten besonders Kombi-Präparate aus **mehreren schmerzstillenden Substanzen** (z. B. Gelonida®, Dolviran®, Togal-classic®) als gefährlich für die Nieren. Diese Mittel unterliegen daher inzwischen bis auf Togal® der Verschreibungspflicht. Als sinnvoll empfiehlt das Ministerium die Wirkstoffe Acetylsalicylsäure (ASS) und Paracetamol, Kombinationen daraus und Ibuprofen als Einzelmittel. Der Zusatz von Koffein gilt neuerdings nicht

Was die 3 wichtigsten Nierenwerte bedeuten

Spezifisches Gewicht des Urins: Liegt das Gewicht unter dem Normwert von 1.012 bis 1.022 g/l, scheidet die Niere zu wenig harnpflichtige Giftstoffe aus.

Eiweiß im Urin: Normwert 0. Eiweiß im Urin ist immer ein Alarmzeichen für Schäden an den Nierenkörperchen.

Kreatinin im Blut: Normwert 1,3 mg/dl. Kreatinin ist ein Abfallprodukt des Muskelstoffwechsels, das über die Nieren ausgeschieden wird. Ist der Wert erhöht, arbeiten die Nieren nicht mehr richtig.

Wenn Sie an starkem Bluthochdruck (> 160/90 mmHg) oder Diabetes leiden, sollten Sie diese Werte alle sechs Monate kontrollieren lassen. Achten Sie zudem darauf, dass Ihre Medikation optimal eingestellt ist, Sie genügend Bewegung haben und sich gesundheitsfördernd ernähren.

mehr als nierenschädigend. Alle anderen Schmerztabletten einschließlich der nichtsteroidalen Antirheumatika (z. B. Diclofenac) sind potenziell gefährlich für Ihre Nieren.

Unser Rat: Verzichten Sie trotzdem auf koffeinhaltige Schmerzmittel, da ihre anregende Wirkung schnell den Weg in die Schmerzmittelabhängigkeit bereiten kann.

Eine schwache Niere verursacht **keine Schmerzen.** Auch anhand der Menge und Farbe des Urins können Sie kaum auf eine Störung schließen. Vielmehr lässt Ihr Gesamtbefinden nach – Sie fühlen sich, als ob tief in Ihrem Inneren eine Grippe köchelt.

Diese Symptome können eine Nierenschwäche anzeigen:

- geschwollene Augen am Morgen
- dumpfe Kopfschmerzen und Zerschlagenheitsgefühl
- Müdigkeit und Konzentrationsschwäche
- Wassereinlagerungen an den Knöcheln, Taubheitsgefühle und Krämpfe in den Waden

Gehen Sie bei diesen Symptomen unbedingt zum Arzt und lassen Sie das **spezifische Gewicht** und den **Eiweißgehalt Ihres Urins** sowie den **Kreatiningehalt Ihres Bluts** (siehe Kasten Seite 106) bestimmen. Schon wenn einer dieser drei Nierenwerte vom Normwert abweicht, besteht der Verdacht auf eine Nierenschwäche (siehe Kasten unten). Wenn Sie jetzt nichts gegen die schleichende Erkrankung unternehmen, werden die feinen Filterchen der Niere unweigerlich zerstört. Es kommt zur **Schrumpfniere** und damit letztlich zum **chronischen Nierenversagen.**

So schreitet die Nierenschwäche voran

Stadium 1: leicht eingeschränkte Filterfunktion, aber noch normale Urin- und Blutwerte

Stadium 2: Nierenwerte leicht erhöht, grippeartige Symptome

Stadium 3: erheblich erhöhte Nierenwerte, ständige Müdigkeit und Wassereinlagerungen

Stadium 4: stark erhöhte Nierenwerte, chronisches Nierenversagen, Dialyse notwendig

---

Goldrute reinigt Ihre Nieren

Das **Nierengewebe** kann sich im Anfangsstadium einer Funktionsschwäche noch **erstaunlich gut regenerieren.** Unverzichtbar zur Vorbeugung und zur unterstützenden Behandlung einer Nierenschwäche ist das **Echte Goldrutenkraut** (*Solidago virgaurea*). Nach einer Untersuchung der Humboldt-Universität in Berlin reinigt Goldrute nicht nur das Nierengewebe, sondern wirkt auch krampflösend, entzündungshemmend und antimikrobiell. Auf diese Weise beugt sie auch Infektionen des belasteten Gewebes vor.

Für den Anfang empfehlen wir Ihnen die Einnahme von **Fertigpräparaten**, da Sie damit am besten die notwendige Wirkstoffdosis in konstanter Höhe erreichen (siehe Kasten auf Seite 109). Später können Sie, am besten jedes halbe Jahr, eine sechswöchige Kur mit **Goldrutentee** (siehe Kasten unten) machen.

Die Alternative zu Goldrute: Grüner Hafer

Auch **Grüner Hafer** (*Avena sativa*) hat sich bei Nierenschwäche bewährt. Grüner Hafer wird gewonnen, indem die Getreidepflanze kurz vor dem vollen Erblühen geerntet und sofort getrocknet wird.

Greifen Sie am besten zu einer Teemischung aus Apotheke oder Drogerie, z. B. Vollmers® präparierter Grüner Hafertee N mit Hafer, Brennnessel- und Frauenmantelkraut (75 g 4,65 €) oder Grüner Hafertee von Allcura bzw. Aurica (100 g 4,50 bzw. 3,20 €).

Bei einer fortgeschrittenen Nieren- oder Herzschwäche, bei der bereits Wassereinlagerungen (Ödeme), z. B. geschwollene Augen am Morgen oder Schwellungen an den Fußknöcheln, auftreten, ist eine solche Reinigungstherapie nur unter ärztlicher Anleitung erlaubt! Denn in diesen Fällen besteht die Gefahr einer Überlastung der vorgeschädigten Organe.

Allergiker gegen Korbblütengewächse, Kinder und Schwangere sollten Zubereitungen aus Goldrute grundätzlich nicht einnehmen.

Nierenkur mit Goldrute

Übergießen Sie 1 TL getrocknete Echte Goldrute mit 1/4 l kochendem Wasser. Lassen Sie den Tee 10 bis 15 Minuten zugedeckt ziehen, bevor Sie ihn abseihen. Trinken Sie zur Durchspülungstherapie 4-mal täglich 1 Tasse frisch zubereiteten Tee zwischen den Mahlzeiten.

Wenn Sie Echte Goldrute anwenden, sollten Sie unbedingt auch die ayurvedische Trinkkur durchführen: Trinken Sie dazu über den Tag verteilt 2 l frisch abgekochtes, lauwarmes Leitungswasser, um möglichst viele Toxine auszuschwemmen. Normales Mineralwasser kann nicht so viele Giftstoffe aufnehmen.

Aminosäuren und Vitalstoffe schützen die Nierengefäße

Seit einigen Jahren werden auch die beiden Aminosäuren **Taurin** und **Methionin** bei beginnender Nierenschwäche eingesetzt. Taurin (Tagesdosis: 2 g) hält die feinen Nierengefäße elastisch. Das schwefelhaltige Methionin (Tagesdosis: 1.500 mg in 3 Dosen) bindet Phosphate und verhindert damit die Bildung von Nierengrieß und Nierensteinen, die die Nierenfunktion weiter schwächen würden. Beide Aminosäuren erhalten Sie in Kapselform in der Apotheke (z. B. L-taurin von Hecht, 100 Kps. à 500 mg 21,50 €, Methionin Hexal®, 100 Tbl. à 500 mg 17,98 €).

Ebenso hilfreich sind die Antioxidantien **Vitamin C** (Tagesdosis 250 mg), **Selen** (100 μg) und **Zink** (15 mg), die die Blutgefäße der Nieren vor Schäden durch **freie Radikale** bewahren. Denn bei einer Nierenschwäche entstehen diese gefährlichen Sauerstoffverbindungen in verstärktem Maße.

Da sich Zink und Selen gegenseitig hemmen, sollten Sie Selen morgens, Zink und Vitamin C abends einnehmen. Bei fortgeschrittenen Gefäßschäden können Sie die Tagesdosen von Selen und Vitamin C in Absprache mit Ihrem Arzt verdoppeln. Dem muss aber stets Ihr Arzt zustimmen!

Omega-3-Fettsäuren aus Fischölkapseln (Tagesdosis 2 bis 3 g Fischöl) wirken ebenfalls als **Radikalfänger** und **senken** zudem Ihren **schlechten LDL-Cholesterinspiegel**. Damit schützen sie die feinen Blutgefäße der Nieren vor einer zusätzlichen Arteriosklerose.

Eine Nierenschwäche ist immer eine **ernste Erkrankung**, die eine regelmäßige Kontrolle durch Ihren Arzt erfordert. Wenn Sie die genannten Hilfen sorgfältig regelmäßig anwenden und Schmerzmittel weitgehend durch Akupunktur und andere natürliche Verfahren ersetzen, tragen Sie wesentlich dazu bei, dass sich Ihr Leiden nicht verschlimmert bzw. eine beginnende Schwäche sogar wieder verschwindet. ∎

Fertigpräparate mit Echter Goldrute

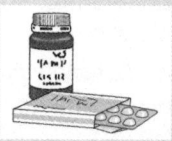

Monopräparate: Alcea® Solidago virgaurea Urtinktur (20 ml ca. 17,43 €), Cystinol long® (60 Kps. 23,70 €), Cysto Fink® mono (60 Kps. 21,93 €), Solidagoren® N (20 ml 5,36 €), Solidago Steiner® (20 Tabl. 9,97 €)

Kombi-Präparate: Antinephrin M (50 ml 11,40 €), Löwe-Komplex Nr. 13 Solidago (50 ml 10,88 €), Solidago Hevert® Complex (50 ml 11,40 €), Uricosyx Lösung (30 ml 8,10 €)

Alle Präparate sind rezeptfrei in Apotheken erhältlich.

Unschlagbar: 3 natürliche Therapien gegen den Knochenschwund

Kalzium, Vitamin D und viel Bewegung sind das A und O

Krankhafter Knochenschwund (med.: Osteoporose) gilt immer noch als typische Frauenkrankheit, die vorzugsweise nach den Wechseljahren auftritt. Aber das ist falsch: Jeder 5. der 7 Millionen Osteoporose-Betroffenen in Deutschland ist ein Mann – Tendenz: rapide steigend! Neben anhaltenden Rückenschmerzen sind meist die ersten Anzeichen einer Osteoporose, der Sie mit ausschließlich natürlichen Verfahren sehr gut gegensteuern können. Haben Sie jedoch bereits einen Ermüdungsbruch, z. B. des Handgelnks, erlitten, benötigen Sie zusätzlich schulmedizinische Präparate, z. B. Bisphosphonate, um den Knochenschwund zu stoppen.

Fertiggerichte und Cola machen die Knochen spröde

Die wichtigsten klassischen Ursachen sind eine zu geringe Kalziumzufuhr, zu wenig Sonnenlicht für die körpereigene Vitamin-D-Bildung und Bewegungsmangel. Hinzu kommen moderne Risikofaktoren wie eine phosphatreiche Ernährung (Colagetränke, Fertiggerichte), die die Kalziumauf-

Meiden Sie diese Kalziumräuber

- **Phospate** hemmen die Kalziumaufnahme im Darm. Quellen: Schweinefleisch, Wurstwaren, Weichkäse, Süßwaren, Cola-Getränke und die Zusatzstoffe E 338 – E 341 und E 450 – E 452.
- **Tierisches Eiweiß** erhöht die Kalziumausscheidung. Quellen: Fleisch, Wurst und Eiweißkonzentrate.
- **Oxalsäure** bindet Kalzium, wird aber durch Kochen inaktiviert. Quellen: Kakao/Schokolade, schwarzer Tee, Rote Bete, Spinat, Mangold, Rhabarber und Sauerampfer.
- **Phytinsäuren** aus der Randschicht frischen rohen Getreides bilden mit Kalzium unverdauliche Komplexe. Quellen: rohes Müsli (Ausnahme Hafer).
- **Salz, Kaffee und schwarzer Tee** fördern die Kalziumausscheidung über die Nieren.
- **Alkohol und Nikotin** hemmen die knochenaufbauenden Zellen und die Vitamin-D-Bildung in der Leber.

nahme in die Knochen stört. Auch die hoch dosierte Langzeiteinnahme (> 6 Monate) von **Medikamenten** (z. B. Kortison, Heparin oder Marcumar®) sowie **chronische Erkrankungen** der Schilddrüse, der Nieren und des Darms können eine Osteoporose begünstigen, denn sie hemmen die Kalziumaufnahme im Darm bzw. erhöhen die Kalziumausscheidung über die Nieren.

Die 1. Säule der Therapie: knochenstärkende Ernährung

Die erste unverzichtbare Säule der Osteoporose-Therapie (und -Vorbeugung) ist eine **kalziumreiche Ernährung**. Doch Kalzium ist nicht der einzige Vitalstoff, der für stabile Knochen sorgt.

Diese drei Vitalstoffe brauchen Ihre Knochen täglich:

- **Kalzium** (Hauptbaustein der Knochen): 1.200 – 1.500 mg
- **Vitamin D** (Regulator der Kalziumaufnahme im Darm und des Kalziumeinbaus in die Knochen): 5 μg (200 I.E.) unter 50, 10 μg (400 I. E.) ab 50 und 15 μg ab 70 Jahren (800 – bis 1.000 I. E.)
- **Vitamin K** (Katalysator der Kalziumresorption im Darm und Regulator der Kalziumausscheidung über die Nieren): 70 – 200 μg

Als **Faustregel** gilt: Mit 1/4 l Milch, 1 Becher Joghurt (150 g) **und** 50 g Emmentaler decken Sie Ihren Tagesbedarf an Kalzium. Sehr gute Kalziumquellen sind **Mineralwässer**, die über 350 mg/l Kalzium und wenig Natrium enthalten. Auch **Samen und Nüsse** liefern Ihnen reichlich von dem wichtigen Knochenbaustein.

Vitamin D wird bis zu 90 % in den Nieren, der Haut und der Leber gebildet – allerdings nur unter Einfluss der UV-Strahlen des Sonnenlichts. Falls Sie nördlich der Linie Münster-Bielefeld-Dessau-Guben leben, sollten Sie

Die wichtigsten natürlichen Kalziumquellen

Nahrungsmittel	Portionsgröße in g	Kalziumgehalt in mg
Parmesan 30 %	30*	420
Emmentaler 45 %	30**	330
Schafmilch	150 g ***	285
Gouda 30 %	30**	270
Appenzeller 50 %	30**	240
Grünkohl, gegart	150	265
Mozzarella	62,5 g	251
Butterkäse 30 %	30**	240
Buttermilch	200***	220
Stutenmilch	200***	220
Joghurt 0,3 %	150	210
* 3 EL ** 1 Scheibe *** 1 Glas		

Quelle: Zusammengestellt anhand des Kalorien-Nährwert-Lexikons von Sven-David Müller/Katrin Raschke, Göttingen 2003

von Oktober bis März Fertigpräparate mit Vitamin D (aus der Drogerie) einnehmen, da hier die Sonnenintensität im Winter zu gering ist.

Grünes Blattgemüse liefert Ihnen reichlich Vitamin K

Da es zu den fettlöslichen Vitaminen gehört, sollten Sie Vitamin-K-haltiges Gemüse immer mit einigen Tropfen Pflanzenöl zubereiten. **Ergiebige Vitamin-K-Quellen** sind alle Kohlarten inklusive Brokkoli, Kohlrabi und Sauerkraut, Spinat, Kopfsalat, grüne Bohnen, Erbsen und Tomaten sowie Leber, Fleisch, Eier und Milch.

Weitere wichtige Vitalstoffe für gesunde Knochen sind:

- **Kupfer:** Enzymbaustein für die Vernetzung von elastischen Kollagenfasern, sorgt für die Elastizität des Knochens. Tagesbedarf: 1,5 mg.
- **Magnesium:** mineralischer Knochenbaustein, gekoppelt an Kalzium, erhöht die Knochendichte. Tagesbedarf: 350 mg.
- **Zink:** Enzymbaustein für die Bildung der Kollagenfasern im Knochen. Tagesbedarf: 10 mg.
- **Fluorid:** mineralischer Knochenbaustein, bestimmt Festigkeit und Härte des Knochens. Tagesbedarf: 3,8 mg.
- **Vitamin C:** Enzym der Kollagenbildung, Aktivator der Kalziumaufnahme im Darm. Tagesbedarf: 100 mg.

Bei einer abwechslungsreichen Frischkost mit vielen Sprossen, Samen und Nüssen müssen Sie kaum einen Vitalstoffmangel fürchten.

Schüßler-Salze geben Ihren Knochen mehr Festigkeit

Sanfte, doch hoch wirksame Mittel, um die Knochenbildung auf natürliche Weise zu unterstützen, sind **Schüßler-Salze**. Sie liefern nicht nur Baumaterial für Ihre Knochen, sondern auch die homöopathische Information über ihre richtige Verwendung im Körper. Sie können jedoch eine kalziumreiche Ernährung nicht ersetzen!

Schüßler-Salze müssen über mehrere Monate täglich eingenommen werden, damit sie ihre Wirkung voll entfalten können. Daher empfehlen wir Ihnen die **kurmäßige Einnahme** (siehe Kasten auf Seite 113). Die Salze können Sie auch gut mit niedrig dosierten Kalzium/Vitamin-D-Präparaten zur Vorbeugung von Knochenschwund kombinieren, z. B. Calcilac® Kautbl. (500 mg/400 I. E.), Calcium D3 Stada Kautbl. (600 mg/400 I. E.) und

Calcium Verla® D 400 Brausetbl. (600 mg/400 I. E.). Denn die homöopathischen Salze erhöhen die Wirkung dieser Mittel, sodass Sie oft mit der geringsten im Beipackzettel angegebenen Dosis auskommen.

Bei Übersäuerung am besten Kalziumzitrat

Falls Sie stark übersäuert sind (siehe Seite 9 ff.), sollten Sie neben einer Umstellung auf basenreiche Kost die basische Verbindung Kalziumzitrat statt des in den meisten frei verkäuflichen Präparaten enthaltenen Kalziumcarbonats einnehmen. Denn das Basenmolekül Zitrat bindet die dreifache Menge an Säure. Zur Verfügung stehen die beiden Fertigpräparate (ohne Vitamin D!) Calcipot® Kautbl. mit je 77,64 mg Kalzium und Calcitrat® Filmtbl. mit je 200 mg Kalzium (in Apotheken, 100 Tbl. ca. 5 €).

Die 2. Säule der Therapie: tägliches Bewegungstraining

Die zweite unverzichtbare Säule der Osteoporose-Therapie und -Vorbeugung sind tägliche **isometrische Übungen** zur Kräftigung der Wirbelsäule, des Schultergürtels, der Arme und der Handgelenke (siehe Seite 114/115). Dabei stärken Sie Ihre Muskelkraft durch Druck, nicht durch Dehnung. Der Druck selbst sowie die dadurch gesteigerte Muskelkraft stimulieren die Knochen zum Aufbau von mehr Knochenmasse – sogar bei einer Osteoporose.

Als Neueinsteiger sollten Sie sich erst mit Ihrem Arzt beraten, bevor Sie mit den täglichen Übungen beginnen. Steigern Sie Ihr Pensum langsam von 2 bis 3 Wiederholungen jeder Übung auf ca. 6 bis 8 Wiederholungen. Halten Sie die Spannung bei jeder Übung ca. 3 bis 5 Sekunden.

Versuchen Sie keinesfalls, durch Nachwippen, Ihre Muskeln mit Gewalt zu trainieren! Das birgt die Gefahr von Überdehnungen und mindert den Trainingserfolg.

Die Schüßler-Kur für starke Knochen

Nehmen Sie morgens und mittags je 2 Tbl. **Calcium fluoratum D 3** (Nr. 1) im täglichen Wechsel mit je 2 Tbl. **Calcium phosphoricum D 3** (Nr. 2) und jeden Abend 1 Tbl. **Silicea D 12** (Nr. 11) ein. Lösen Sie die Tabletten in 1/2 Glas lauwarmem Wasser auf, rühren Sie mit einem Plastiklöffel um und trinken Sie das Glas in kleinen Schlucken vor den Mahlzeiten aus. Diese Kur sollten Sie 2-mal jährlich im Herbst und im Frühjahr 3 Monate lang durchführen.

Da sich die Schüßler-Salze 5 Jahre halten, lohnt es sich, die preiswerten Großpackungen (200 Tbl. 7,15 €, in der Apotheke) zu kaufen.

Ihr tägliches Osteoporose-Schutzprogramm

Übungen mit einem Handtuch

Für die folgenden Übungen nehmen Sie am besten ein einfaches Frotteetuch, da es sich am besten greifen lässt. Bei den Übungen im Stehen stellen Sie Ihre Beine etwas weiter als hüftbreit auseinander.

Brustwirbelsäule

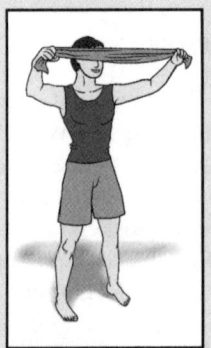

Ausgangsstellung: Stehen. Fassen Sie die Enden des Handtuchs mit beiden Händen und heben Sie das Tuch etwa in Augenhöhe. Ziehen Sie das Tuch nun mit größtmöglicher Kraft auseinander.

Schulter-Nacken

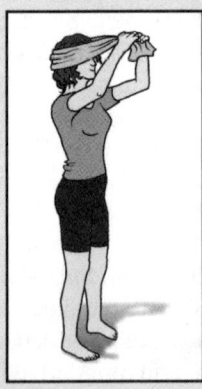

Ausgangsstellung: Stehen. Legen Sie das Handtuch um Ihren Kopf und fassen Sie die Enden des Tuchs mit beiden Händen. Ziehen Sie nun das Handtuch nach vorne, während Sie Ihren Kopf nach hinten drücken.

Lendenwirbelsäule

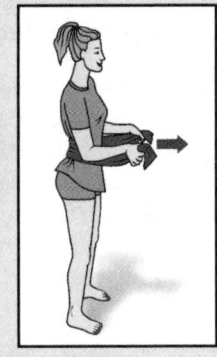

Ausgangsstellung: Stehen. Legen Sie das Handtuch um Ihre Taille. Greifen Sie seine Enden etwa in Nabelhöhe und ziehen Sie das Tuch mit aller Kraft nach vorne, während Sie mit dem Rücken dagegen drücken.

Schultergürtel

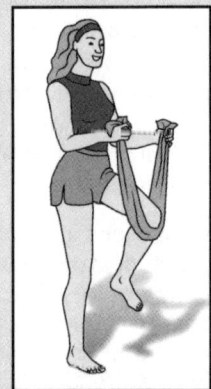

Ausgangsstellung: Stehen auf einem Bein. Legen Sie das Handtuch um das Knie des angezogenen Beins. Ziehen Sie nun das Tuch mit aller Kraft nach oben, während Sie mit Ihrem Knie dagegendrücken. Lösen Sie die Spannung, atmen Sie ein paar Mal ruhig ein und aus, bevor Sie die Übung mit dem anderen Bein wiederholen.

Diese vier „Handtuch"-Übungen können Sie auch im Sitzen ausführen. Setzen Sie sich dazu mit gerade gestrecktem Rücken auf die Kante eines Stuhls oder Hockers und folgen Sie ansonsten den Beschreibungen.

Übungen am Morgen und nach dem Mittagsschlaf

Wirbelsäule I

Diese Übung sollten Sie noch im Bett vor dem Aufstehen machen: Spannen Sie Körper, Arme und Beine im Liegen an, halten Sie diese Spannung und strecken Sie Arme und Beine vorsichtig in alle Richtungen aus. Falls Sie zu Wadenkrämpfen neigen, sollten Sie diese Übung nur sehr sanft ausführen und die Spannung beim ersten Anzeichen eines Muskelkrampfs lösen.

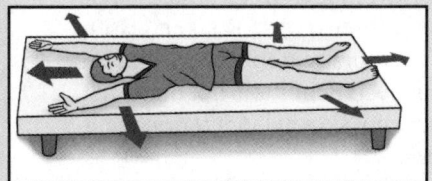

Wirbelsäule II

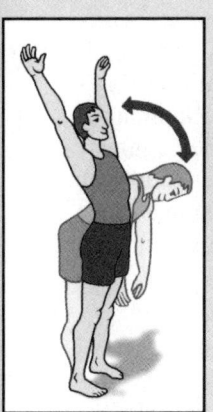

Ausgangsstellung: Stehen. Heben Sie Ihre ausgesteckten Arme halb geöffnet über Ihren Kopf. Strecken Sie dabei auch Ihren Oberkörper. Beugen Sie sich langsam vornüber und lassen Sie Ihre Arme frei pendeln. Atmen Sie dabei tief ein und aus.

Übungen für zwischendurch:

Die folgenden beiden Entlastungsübungen können Sie im Tagesverlauf immer mal wieder zwischendurch ausführen. Diese Übungen empfehlen wir Ihnen besonders, wenn Sie länger gesessen oder in gebeugter Körperhaltung verharrt haben.

Schulter

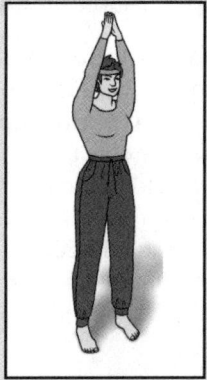

Ausgangsstellung: Stehen. Strecken Sie Ihre Arme gerade über Ihren Kopf nach oben und drücken Sie dann Ihre Handinnenflächen für einige Sekunden kräftig gegeneinander.

Wiederholen Sie die Übung nach einer kurzen Pause.

Handgelenke

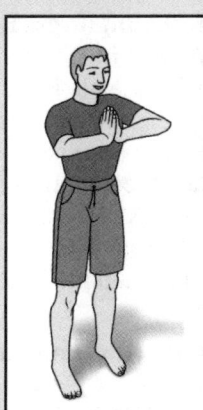

Ausgangsstellung: Stehen. Legen Sie Ihre Fingerspitzen in Brusthöhe gegeneinander und drücken Sie sie mit aller Kraft gegeneinander.

Lösen Sie die Spannung und atmen Sie mehrmals ein und aus, bevor Sie die Übung wiederholen. ∎

Kälte, Radon und Heilpflanzen stoppen schmerzhafte Gelenkentzündungen

Vorteil: Sie ersparen sich schwere Nebenwirkungen

D ie rheumatoide Arthritis, kurz Rheuma genannt, gehört zu den **Auto-immunerkrankungen**, bei denen eine fehlgeleitete Immunabwehr das körpereigene Gewebe schubweise angreift. Je mehr Rheumaschübe, bei der sich die Schleimhäute innerhalb der Gelenkkapsel entzünden, desto eher nehmen die Gelenke Schaden. Daher leiden viele Rheumapatienten an chronischen Schmerzen und Bewegungseinschränkungen.

Die Standard-Therapie: Medikamente und Bewegung

Die bei rheumatoider Arthritis in der Regel unverzichtbaren schulmedizinischen Medikamente wie **Kortison, nicht-kortisonhaltige Entzündungshemmer (NSAR)** und **Immunsuppressiva** können von Magen- und Zwölffingerdarm-Geschwüren über Blutbildveränderungen und Osteoporose bis hin zu Leber- und Nierenschäden führen. Diese Risiken lassen sich durch begleitende naturheilkundliche Therapien erheblich verringern, die sogar Ihren Bedarf an schulmedizinischen Arzneimitteln auf ein meist gut verträgliches Minimum senken – selbst wenn Sie seit längerem nur mit schulmedizinischen Mitteln behandelt wurden.

Radonbäder schenken Ihnen neue Beweglichkeit

Radon – ein **natürliches ungiftiges Edelgas**, das in therapeutisch wirksamen Konzentrationen nur im Süden Deutschlands und in Österreich vorkommt – wird bei Rheuma als **Bad, Trinkkur** und **Inhalation** verabreicht. In mehreren Doppelblindstudien zeigte sich, dass eine Rheumakur mit Radonbehandlung eine normale Reha-Maßnahme mit Bewegungsbädern und Heilgymnastik eindeutig schlägt. Sie können die Radonkur **jährlich wiederholen.** Die Krankenkassen genehmigen bei rheumatoider Arthritis oder Bechterew-Krankheit meist alle zwei Jahre ein stationäres Reha-Verfahren, auch die Therapie in Radon-Heilstollen in Österreich!

Eiseskälte stoppt akute Rheumaschmerzen

Während eines akuten Rheumaschubs wirkt Kälte (med.: Kryotherapie, z. B. kalte Auflagen, Eispackungen oder Abreibungen mit Eis, kaltes

Wasser und kalte Luft aus Düsen) **schmerzstillend, entzündungshemmend** und **abschwellend.**

Viel zu selten wird bislang die Behandlung in der Kältekammer angeboten (siehe Seite 159). Hier geht der Patient einige Minuten lang bei minus 60 bis minus 160 °C (!) im Badeanzug umher. Hände, Füße und Kopf sind dabei besonders geschützt. Anschließend erfolgt eine **intensive Bewegungstherapie.** Die schmerzlindernde Wirkung dieser Form der Kryotherapie hält oft mehrere Wochen an.

Vor jeder Therapie: Entsäuern Sie 6 Wochen lang!

Rheumapatienten sind fast ausnahmslos chronisch übersäuert. Das verschlimmert nicht nur die Gelenkentzündung, sondern stört sowohl die Wirksamkeit der natürlichen als auch der schulmedizinischen Medikamente und erfordert oft höhere Dosen als eigentlich nötig. Daher empfehlen wir Ihnen, vor der Anwendung weiterer Naturheilverfahren stets eine sechswöchige **Entsäuerungs- und Entgiftungkur** (siehe Seite 9 ff.) durchzuführen.

Da bei der rheumatoiden Arthritis wegen drohender Gelenkschäden keine Zeit zu verlieren ist, sollten Sie zu den schnell wirkenden Basenpulvern, z. B. Alkala®, Basica® oder Meine Base®, greifen und nach 14 Tagen mit der Phönix®-Entgiftungskur (siehe Seite 28) beginnen.

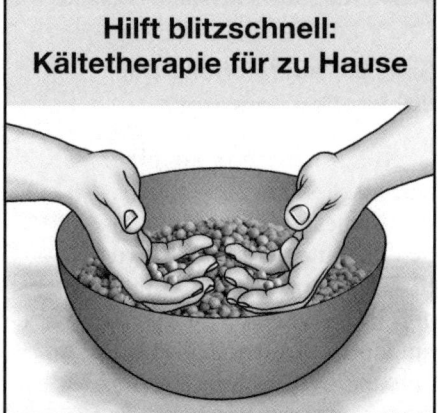

**Hilft blitzschnell:
Kältetherapie für zu Hause**

Stellen Sie eine Schüssel mit getrockneten Erbsen oder Bohnen eine Stunde lang ins Gefrierfach. Lassen Sie die eiskalten „Kugeln" locker durch Ihre Hände gleiten. Bewegen Sie Ihre Finger dabei möglichst fließend. Die Kälte wirkt schmerzlindernd, und die fließenden Bewegungen lockern alle Fingergelenke.

Die besten Heilpflanzen: Weihrauch, Brennnessel und Weidenrinde

Heilpflanzen, die traditionell gegen Rheumaschmerzen eingesetzt werden, regen ebenfalls die Ausscheidung der Säuren über die Nieren, den Darm und die Haut an. Zudem wirken sie entgiftend.

Da Sie während der Reinigungskur täglich mindestens 2,5 l reine Flüssigkeit trinken sollten, empfehlen wir Ihnen einen ausscheidungsfördernden Tee. Erfahrungsgemäß wirkt er sogar schmerzlindernd (siehe Rezept auf Seite 118).

Diese Heilpflanzen haben sich bei Rheuma bewährt:

- zur **Entsäuerung/Entgiftung:** Birke, Bittersüßer Nachtschatten, Brennnessel, Löwenzahn, Goldrute, Wacholder
- zur **Entzündungshemmung:** Brennnessel, Teufelskralle, Weihrauch
- zur **Schmerzlinderung:** Guajakholz-Extrakt, Weidenrinde
- zur **Durchwärmung/Durchblutungsförderung:** Arnika, Latschenkiefer, Rosmarin

Nehmen Sie bei Gelenkrheuma niemals Präparate aus Rotem Sonnenhut (Echinacea) ein. Diese stimulieren Ihre ohnehin überaktive Immunabwehr und fachen die Entzündung zusätzlich an!

Wärmende bzw. durchblutungsfördernde Heilpflanzen einschließlich Rheumapflaster mit Cayenne-Pfeffer sowie wärmende Umschläge eignen sich **nur für die chronischen Schmerzen** zwischen den akuten Entzündungsanfällen. Dann sind sie auch eine hervorragende **Vorbereitung für die** wichtigen **Bewegungsübungen** (siehe Seite 120/121), mit denen Sie der Versteifung Ihrer kranken Gelenke wirksam vorbeugen.

Sind Sie ausreichend mit Vitalstoffen versorgt?

Menschen, die an einer chronischen Entzündung leiden, haben stets einen deutlich **erhöhten Bedarf an Antioxidantien** wie Vitamin C und E, Selen und Zink. Diese fangen die freien Sauerstoffradikale, die durch die Entzündung verstärkt gebildet werden. Der Tagesbedarf entspricht dem von Allergikern (siehe Seite 35). Zusätzlich benötigen Sie Vitamin D, das Ihre übersteigerte Immunabwehr dämpft. Der Tagesbedarf beträgt 5 μg (unter 50 Jahre), 10 μg (über 50).

Rheumatee gegen Übersäuerung und Schmerzen

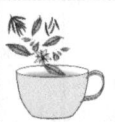

Mischen Sie je 30 g Löwenzahnwurzel und -kraut, Brennnesselkraut und Goldrutenkraut sowie 15 g Stängelspitzen vom Bittersüßen Nachtschatten (alle getrocknet aus der Apotheke). Überbrühen Sie 1 EL der Kräuter mit 150 ml siedendem Wasser und lassen Sie den Tee 10 Minuten zugedeckt ziehen, bevor Sie ihn abseihen. Trinken Sie 3-mal täglich 1 Tasse frisch Tee jeweils 1/2 Stunde vor dem Essen über 4 bis 6 Wochen.

Bei schweren Darm-, Nieren- und Leberstörungen dürfen Sie den Tee nicht anwenden, da er die erkrankten Organe überlastet.

Meiden Sie den Gelenkkiller Arachidonsäure aus Fleisch

Zu Beginn Ihrer Ernährungsumstellung sollten Sie – für 4 bis 6 Wochen – sämtliches tierisches Eiweiß (auch Fisch) und tierische Fette meiden. Denn diese Produkte enthalten zum Teil hohe Mengen an Arachidonsäure, die die Gelenkentzündung kräftig anfacht. Wählen Sie besser **pflanzliche Eiweißquellen** wie Sojaprodukte, Linsen, Erbsen und Bohnen.

Als Speiseöl empfehlen wir Ihnen **Raps-** und **Leinöl**, die beide reichlich **Alpha-Linolensäure** enthalten. Diese gehört zu den wichtigen **Omega-3-Fettsäuren** und ist ein echtes Heilmittel bei Rheuma: Sie verhindert, dass sich Ihr Organismus aus der in allen Pflanzenölen in unterschiedlicher Menge enthaltenen **Linolsäure** die gelenkschädigende Arachidonsäure selbst herstellt. Nur Raps- und Leinöl enthalten Linol- und Alpha-Linolensäure in dem für Rheumatiker optimalen Verhältnis 2:1.

Fischöl hemmt die Gelenkentzündung

Mit der täglichen Einnahme von Fischöl können Sie den Erfolg Ihrer Rheuma-Diät noch verbessern. Das hat eine Studie des renommierten Fettsäure-Spezialisten Professor Dr. Olaf Adam von der Universität München im Jahr 2003 ergeben. Danach reduzierte ein Fleischverzicht allein die Gelenkbeschwerden um 14 %. Die Einnahme von zusätzlich knapp 1,5 g Omega-3-Fettsäuren in Form von Fischölkapseln erhöhte den Erfolg um mehr als das Doppelte auf bis zu 34 %!

Nach 6 Wochen sollten Sie **zwei bis drei Portionen fetten Fisch** (Makrele, Thunfisch, Lachs und Hering) pro Woche essen. An den fischfreien Zwischentagen und falls Sie Fisch überhaupt nicht mögen, sollten Sie unbedingt 1 bis 1,5 g EPA in Form von **Fischöl-Kapseln** (6 bzw. 9 Kapseln à 500 mg Fischöl) pro Tag einnehmen.

Sogar Vollkorn kann Rheuma auslösen

Vollkornprodukte aus Weizen (auch Kamut, Grünkern bzw. Dinkel) können Rheumaschübe auslösen. Als Übeltäter gelten die **Lektine** in den Randschichten des Getreides. Verzichten Sie daher zunächst auf alle Vollkornprodukte und testen Sie dann nacheinander alle gewohnten Vollkornprodukte für jeweils 5 Tage. Falls sich Weizen als unverträglich erweist, können Sie es mit vollwertigem Roggenmehl versuchen. Falls Ihnen auch das nicht bekommt, können Weißmehl aus Weizen (Typ 405) sowie Mais- und Reismehl, die alle praktisch lektinfrei sind, eine Alternative sein.

Behutsam und effizient:
Ihr Übungsprogramm für bewegliche Gelenke

Wählen Sie die Übungen aus, die zu Ihren Beschwerden passen. Wenn nicht anders angegeben, sollten Sie die Übungen jeweils 10- bis 15-mal hintereinander ausführen – am besten 3-mal täglich. Dadurch können Sie sogar bestehende Versteifungen lösen. Üben Sie – in Absprache mit Ihrem Therapeuten – auch während eines akuten Rheumaschubs.

1. Fingergelenke

Führen Sie die einzelnen Abschnitte dieser Übung jeweils 5-mal hintereinander aus, bevor Sie zum nächsten wechseln.

Legen Sie Ihre gestreckte linke Hand mit der Kleinfingerseite auf eine Tischplatte. Krallen Sie Ihre Finger so weit wie möglich ein. Der Daumen bleibt dabei gestreckt. Halten Sie die 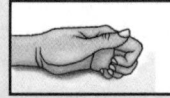 Beugung 3 Sekunden lang, bevor Sie Ihre Finger wieder ausstrecken.

Beugen Sie nun Ihre gestreckten Finger aus den Fingergrundgelenken so weit, wie Ihnen möglich ist. Der Daumen bleibt dabei gestreckt. Hal- 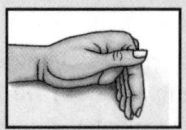 ten Sie die Beugung 3 Sekunden lang, bevor Sie Ihre Finger wieder ausstrecken.

Legen Sie Ihren linken Unterarm und Ihre linke Hand mit der Handfläche auf die Tischplatte. Ihr Unterarm muss in einer Linie mit Ihrem Mittelfinger liegen. Drücken Sie Ihre Hand fest auf die Platte, während Sie Ihre

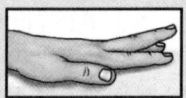 einzelnen Finger nacheinander so weit wie möglich hochheben. Zählen Sie bis 6, bevor Sie den Finger wieder senken. Die anderen Finger sollten sich dabei nicht mitbewegen!

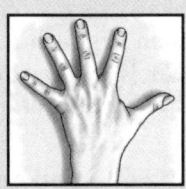 Ballen Sie nun Ihre Hand auf der Tischplatte zu einer festen Faust. Der Daumen liegt dabei außen. Öffnen Sie die Faust, indem Sie Ihre Finger möglichst weit spreizen. Wiederholen Sie die Übungsfolge mit der rechten Hand.

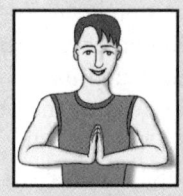 Schließen Sie Ihre Fingerübungen mit der „Gebetshaltung" ab: Legen Sie dazu Ihre Handflächen und Finger vor Ihrer Brust gegeneinander und heben Sie dabei Ihre Ellbogen an. Drücken Sie dann Ihre Hände fest gegeneinander und halten Sie diese Spannung 3 Sekunden lang.

2. Hüftgelenke

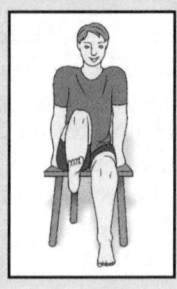 Setzen Sie sich vorne auf einen Hocker und stützen Sie sich mit beiden Händen auf der Sitzfläche ab. Ziehen Sie Ihre angewinkelten Knie nacheinander möglichst weit an Ihre Brust heran.

3. Schultergelenke

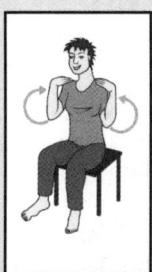

Setzen Sie sich bequem mit durchgedrücktem Rücken auf einen Hocker und legen Sie Ihre Hände auf Ihre Schultern. „Rollen" Sie mit beiden Schultern mehrmals in großen Kreisen nach vorne, dann nach hinten.

Führen Sie nun Ihren rechten Arm über den Kopf, der linke hängt an der Seite herab. Die Handflächen weisen dabei nach innen. Wiederholen Sie diese Übung mit dem linken Arm.

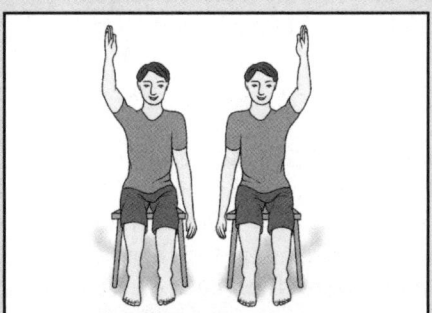

4. Ellenbogen und Handgelenke

Führen Sie die Handflächen zu den Schultern. Die Ellenbogen zeigen spitz nach vorne. Dann strecken Sie die Ellenbogen langsam durch, die Handflächen zeigen dabei nach oben.

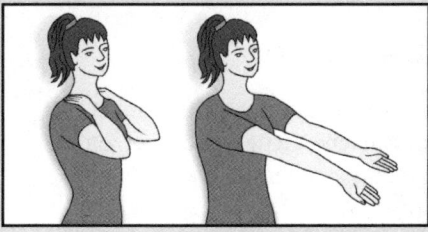

5. Kniegelenke

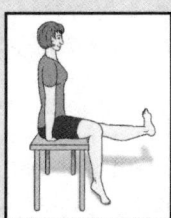

Setzen Sie sich möglichst weit hinten auf einen Hocker und legen Sie dabei Ihre Hände unter Ihr Gesäß, sodass Ihre Unterschenkel frei pendeln.

Strecken Sie Ihre Knie abwechselnd durch und heben Sie dabei Ihren Fuß möglichst weit nach oben.

6. Sprunggelenke

Setzen Sie sich auf einen Hocker und stellen Sie Ihre Füße mit der ganzen Sohle auf den Boden. Jetzt drücken Sie zuerst die Zehenspitzen auf den Boden, während Sie gleichzeitig Ihre Fersen anheben. Nun umgekehrt: die Fersen auf den Boden drücken, die Zehen hochziehen.

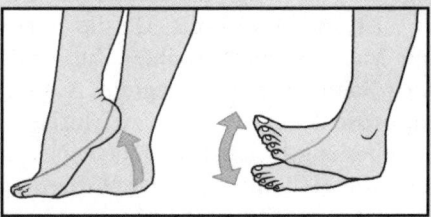

7. Wirbelsäule

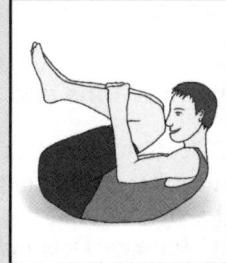

Legen Sie sich auf den Rücken, umfassen Sie Ihre Knie mit beiden Händen, ziehen Sie sie an Ihre Stirn heran und strecken Sie die Beine wieder aus. ■

Bewegung statt Schonung heißt die natürliche Devise gegen Rückenschmerzen

Bauen Sie Ihre Rückenmuskeln gezielt mit Übungen auf

Während 1980 „nur" jeder fünfte erwachsene Deutsche öfter Rückenschmerzen spürte, war es nach einer Umfrage des Forsa-Instituts im Jahr 2000 schon jeder Dritte! Die wichtigsten Ursachen dafür sind **langes Sitzen bzw. Stehen** in ungesunder Haltung, **Schuhe ohne Fußbett** und Tragen von Lasten stets auf derselben Seite. Das überfordert einen Teil der Rückenmuskulatur, während der andere verkümmert. Auch **seelische Belastungen** führen sehr häufig zu einer ständigen Anspannung der Rückenmuskulatur: „Zu viel auf die Schultern laden, sein Kreuz tragen, Haltung bewahren" – all das schlägt gewaltig auf den Rücken.

Die Folge sind **schmerzhafte Muskelverspannungen**, die schnell in einen **Teufelskreis** aus Schonung und verstärkten Muskelbeschwerden münden. Rund 80 % aller Rückenschmerzen sind darauf zurückzuführen.

Auf Dauer leiden auch die Bandscheiben

Verspannte Muskeln bewirken eine ungleichmäßige Belastung und langfristig eine **vorzeitige Abnutzung** der Bandscheiben. Und damit lauert der nächste Teufelskreis: Da die Bandscheiben uneben werden, geraten viele Muskeln unter erhöhten Zug – die nächste Verspannungs-Schonhaltungs-Schmerz-Spirale beginnt. Auf die gleiche Weise führt auch die **Osteoporose** der Wirbelsäule zu Muskelschmerzen.

Schonung bringt auch hier nur eine **Verschlimmerung des Leidens**. Denn die Haltemuskeln der Wirbelsäule werden immer schwächer, der Druck auf die Bandscheiben immer größer. Auch die Osteoporose verschlimmert sich, da passive Knochen schnell an Festigkeit verlieren, während aktiv bewegte Wirbel kräftig bleiben und sogar wieder an Knochenmasse zunehmen (siehe Seite 110 ff.).

Bei akuten Schmerzen: Wärme und Stufenlagerung

„Multimodal", zu Deutsch etwa mehrgleisig, lautet das neue Zauberwort bei der Behandlung von akuten und chronischen Rückenschmerzen. Das bedeutet, dass gleichzeitig oder nacheinander mehrere Therapieverfahren zur Anwendung kommen. Dabei gilt: Zuerst werden Ihre Schmerzen gelindert und Verkrampfungen der Muskulatur gelöst. Anschließend bekommen Sie ein maßgeschneidertes Therapieprogramm zum gezielten Aufbau Ihrer Rückenmuskulatur. Denn nur starke Muskeln können degenerative Schäden an den Wirbeln und Bandscheiben ausgleichen bzw. eine Verschlimmerung verhindern.

Gegen Schmerzen und zur Muskelentspannung helfen:

● entlastende Lagerung, z. B. Stufenlagerung, Schlingentisch

● Wärme, z. B. Rotlicht, Wärmflasche, Wickel, Fango- und Moorpackungen, Thermal-, Salz- und Schwefelbäder

● Schröpfen, Baunscheidtieren

● Elektrotherapie, z. B. Stangerbad, transkutane Nervenstimulation (TENS), Reizstrom, Ultraschall

● Akupunktur und Moxibustion

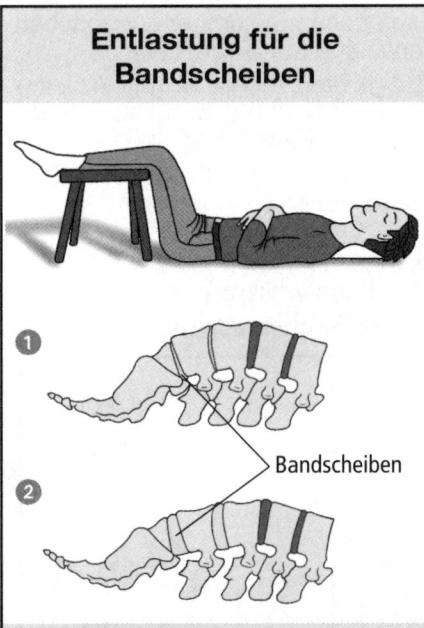

Entlastung für die Bandscheiben

❶

Bandscheiben

❷

Die Stufenlagerung, bei der Sie Ihre Beine im rechten Winkel auf einen Hocker betten, dehnt Ihre Lendenwirbelsäule. Dadurch erhalten die zusammengepressten Bandscheiben ❶ mehr Raum und können sich wieder mit Flüssigkeit aufpumpen ❷.

● Pflaster und Salben zur Anregung der Durchblutung und des Muskelstoffwechsels (z. B. ABC-Pflaster, Aconit-Nervenöl®, Kytta-Salbe®)

● Neuraltherapie, v. a. Quaddeln mit lokalen Betäubungsmitteln wie Procain

Bei **akuten Entzündungen**, z. B. einer aktivierten Arthrose der kleinen Wirbelgelenke, oder nach einem Bandscheibenvorfall ist statt Wärme meist Kälte angezeigt.

Massagen machen Sie fit für das Muskeltraining

Bei starken **Verspannungen** sind Massagen nötig, um die Muskulatur zu lockern, ihre Durchblutung anzuregen und den Abtransport von eingelagerten Stoffwechselabfällen in Gang zu bringen. Durch **Schröpfen** oder **Baun-**

scheidtieren, die die Giftstoffe direkt aus der Haut ziehen, lässt sich die positive Wirkung der Massage noch steigern. Die Einreibung mit speziellen Ölen, z. B. **Brennnessel-** oder **Johanniskrautöl**, nach diesen Anwendungen bringt den Muskelstoffwechsel noch besser in Schwung. Begleitend sollten Sie unbedingt eine Entsäuerungskur machen (siehe Seite 9 ff.)

Bei akuten Bandscheibenvorfällen sowie Gleitwirbeln und Entzündungen ist eine Massage nicht angezeigt, weil sie die Beschwerden verschlimmern kann.

Die 9 besten Tipps für rückengerechtes Verhalten

1. Sitzen Sie aufrecht mit nach vorne gekipptem Becken (siehe Abb. unten). Sitzbälle (für ca. 25 € im Sanitätsfachhandel) bringen Ihr Becken automatisch in die richtige Sitzposition. Auch ein Keilkissen hilft Ihnen.

2. Stehen Sie jede Stunde kurz auf, gehen Sie umher und machen Sie einige Entlastungsübungen (siehe Seite 126/127).

3. Richten Sie bei stehenden Tätigkeiten möglichst die Arbeitsfläche auf Hüfthöhe ein (z. B. beim Bügeln) und stellen Sie abwechselnd ein Bein auf einen kleinen Fußhocker.

4. Stellen Sie den Korb beim Wäscheaufhängen, Bügeln und Einräumen auf einen Stuhl, um belastende Drehungen beim Bücken zu vermeiden.

5. Gehen Sie beim Bücken stets in die Hocke, auch wenn Sie nur kurz unter dem Schrank staubsaugen wollen.

6. Verteilen Sie Ihre Einkäufe auf zwei Taschen oder verwenden Sie einen Rucksack.

7. Greifen Sie Lasten mit beiden Händen aus der Hocke und erheben Sie sich langsam mit geradem Rücken wie ein Gewichtheber. Halten Sie die Last dicht am Körper.

8. Wählen Sie Besen, Schrubber und Gartengeräte mit so langen Stielen, dass Sie mit geradem Rücken in Schrittstellung (ein Bein vor) arbeiten können. Beim Staubsauger empfehlen wir Ihnen ein ausziehbares Rohr (Teleskop-Rohr).

9. Vermeiden Sie ruckartige Drehungen der Wirbelsäule, machen Sie besser einen Schritt zur Seite.

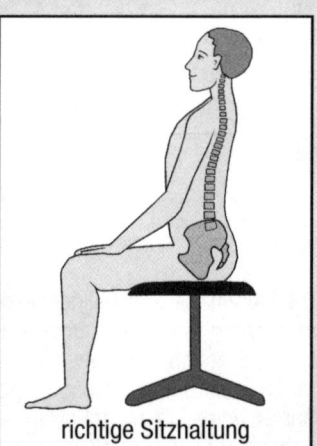

richtige Sitzhaltung

Bei **stressbedingten Verspannungen** sollten Sie zusätzlich ein **Entspannungsverfahren** erlernen, um den Stress nicht mehr so nah an sich heranzulassen. Gut geeignet sind neben dem autogenen Training und der progressiven Muskelentspannung nach Jacobson auch Yoga und Atemtherapie.

Bettruhe? Höchstens 2 Tage!

Das gilt nicht nur für Hexenschuss und Ischiasschmerzen, sondern sogar auch für unkomplizierte Bandscheibenvorfälle, zu denen ca. 90 % dieser Bandscheibenverschiebungen zählen. Denn Liegen schwächt nicht nur die Muskelkraft, sondern leistet auch der Osteoporose Vorschub.

Gehen Sie daher möglichst bald wieder Ihren gewohnten Alltagtätigkeiten nach, wenn auch etwas langsamer und umsichtiger (siehe die 9 Tipps auf Seite 124). Lassen Sie sich dabei von Schmerzen nicht hindern. Sie werden sehen: Nach einiger Zeit lassen diese nach, weil sich Ihr Körper durch die Bewegung sozusagen wieder selbst ins Lot bringt.

Diese Verfahren machen Ihren Rücken wieder mobil:

- klassische Gymnastik und Entlastungsübungen (siehe Seite 126/127)
- Krafttraining an Geräten (z. B. Kieser®-Training)
- fernöstliche Techniken wie Yoga, Tai Chi oder Qi Gong
- Feldenkrais- oder Alexandertechnik
- Pilates oder verwandte Verfahren

Ideal wäre eine **Kombination aus einem muskelaufbauenden Training** und Verfahren der **bewussten Bewegung**, wie sie die fernöstlichen Techniken Yoga, Tai Chi und Qi Gong sowie die Feldenkrais- und die Alexandertechnik darstellen. Allerdings sollten Sie sich immer ein individuelles Programm von Ihrem Arzt „auf den Rücken schneidern lassen".

Sehr empfehlenswert sind **Rücken-Therapiezentren**, in denen ganzheitlich orientierte Orthopäden bzw. Sportmediziner mit Physiotherapeuten zusammenarbeiten. Die meisten von ihnen sind Mitglieder der Bundesarbeitsgemeinschaft Kreuzschmerz (siehe Seite 156).

Die Kunst beim Rückentraining – auch bei den häuslichen Vorbeugeübungen – besteht in der richtigen Mischung von Dehnungs- und muskelaufbauenden Techniken. Wir haben für Sie 7 einfache Übungen ausgewählt, die Ihre Rückenmuskulatur entspannen und kräftigen (siehe Seite 126/127).

So wird Ihr Rücken stark und belastbar: Das kleine Trainingsprogramm für jeden Tag

Führen Sie die Übungen 1- bis 2-mal täglich aus: Steigern Sie Ihr Pensum von einer Wiederholung jeder Übung auf 8 – 15 Wiederholungen. Achten Sie beim Üben stets auf eine regelmäßige, ruhige Atmung und trainieren Sie niemals über die Schmerzgrenze hinaus.

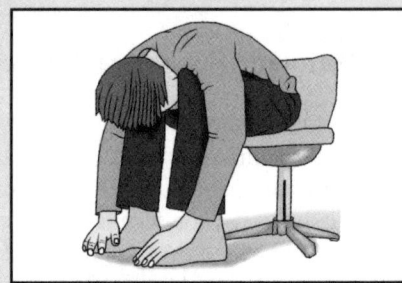

1. Strickleiter

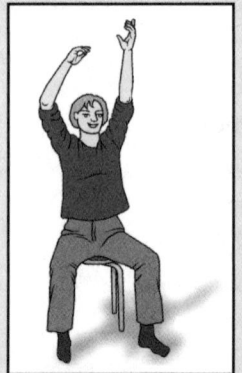

Setzen Sie sich aufrecht auf eine Stuhlkante, die Beine etwas mehr als hüftbreit auseinander. Heben Sie Ihre Arme über den Kopf und greifen Sie abwechselnd mit den Händen leicht nach oben, als ob Sie sich eine Strickleiter heraufhangeln. Diese Übung streckt Ihre Hals- und Brustwirbelsäule.

2. Klappmesser

Ausgangsposition wie Übung 1. Beugen Sie sich langsam vor, bis Ihr Oberkörper auf Ihren Oberschenkeln ruht. Lassen Sie Ihren Kopf zwischen Ihren Knien und Ihre Arme locker neben Ihren Unterschenkeln herunterhängen. Halten Sie diese Position 30 Sekunden, bevor Sie sich langsam aufrichten. Diese Übung entkrampft Ihre gesamte Rückenmuskulatur.

3. Rückenstrecker

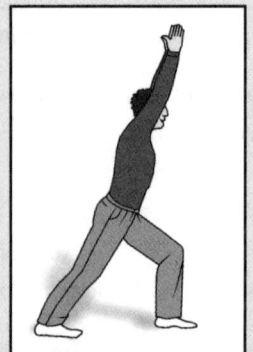

Machen Sie mit dem linken Fuß einen Schritt nach vorne und verlagern Sie Ihr Gewicht darauf. Stemmen Sie Ihre Fersen gegen den Boden, ziehen Sie Ihren Bauch ein und heben Sie Ihre Hände über den Kopf. Legen Sie die Handflächen aneinander und strecken Sie Ihre Arme wie eine Verlängerung der Wirbelsäule, bis Sie das Gefühl haben zu wachsen. Diese Übung entlastet Ihre Bandscheiben. Wiederholen Sie die Übung mit dem rechten Bein nach vorn.

4. Zeitungziehen

Aufrechter Stand, Beine schulterbreit auseinander. Greifen Sie eine zusammengerollte Zeitung mit beiden Händen von oben an den Enden. Heben Sie Ihre Ellbogen in Schul-

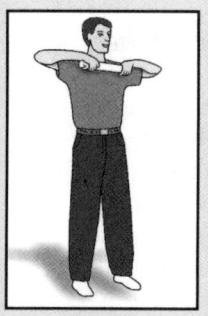

terhöhe, ziehen Sie Ihren Bauch leicht ein und versuchen Sie die Zeitung mit aller Kraft auseinanderzuziehen. Diese Übung kräftigt die Nacken- und die obere Rückenmuskulatur.

5. Seitheben

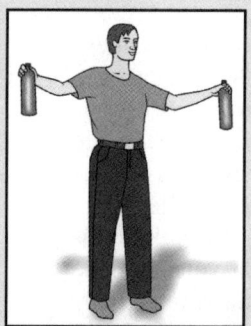

Füllen Sie zwei große Plastikflaschen mit etwas Wasser und heben Sie sie gleichzeitig mit leicht angewinkelten Armen seitlich neben Ihrem Körper bis auf Schulterhöhe. Halten Sie die Spannung kurz, bevor Sie Ihre Arme wieder sinken lassen. Mit zunehmender Kraft können Sie mehr Wasser einfüllen. Diese Übung kräftigt Ihre obere Rückenmuskulatur.

6. Katze und Pferd

Gehen Sie auf einer Decke in den Vierfüßlerstand. Ihre Handspitzen zeigen dabei nach vorne, Ihr Gesicht schaut nach unten. Machen Sie nun einen Katzenbuckel, halten Sie die Spannung ca. 15 Sekunden, bevor Sie Ihre Wirbelsäule entspannen und wie einen Pferderücken leicht (!) durchhängen lassen. Diese Übung hilft besonders gegen Kreuzschmerzen.

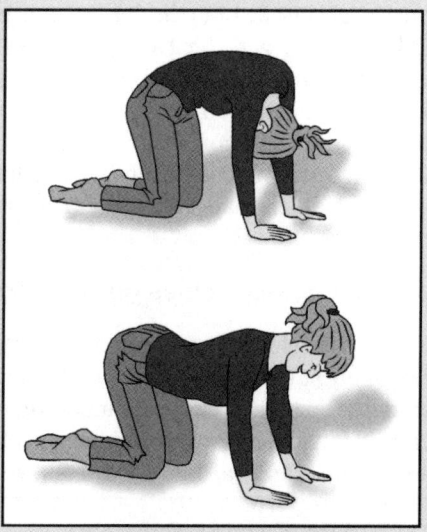

7. Paket

Knien Sie sich auf eine Decke, sodass Ihr Po auf Ihren Fersen liegt. Beugen Sie Ihren Oberkörper nach vorne, bis Ihre Stirn den Boden berührt, und legen Sie Ihre Arme entspannt mit den Handflächen nach oben neben Ihren Körper. Bleiben Sie so lange in dieser Stellung, bis Sie sich rundum entkrampft und entspannt fühlen. ■

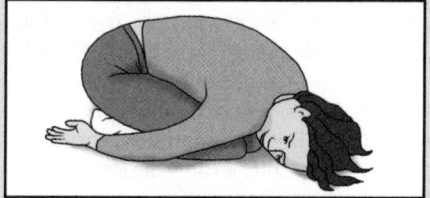

Vertrauen Sie bei Schlafstörungen auf Hopfen und warme Honigmilch
Auch Tryptophan schenkt Ihnen eine erholsame Nachtruhe

Im Durchschnitt braucht der erwachsene Mensch 8 Stunden Schlaf pro 24 Stunden, wie die Deutsche Gesellschaft für Schlafforschung und Schlafmedizin (DSMG) eindeutig festgestellt hat. Diese Menge kann durchaus in zwei Portionen, z. B. 6 1/2 Stunden Nachtschlaf und 1 1/2 Stunden Mittagsschlaf, „genommen" werden – wie es z. B. Senioren gerne tun. Dass mit zunehmenden Lebensjahren der Schlafbedarf abnehme, bezeichnen die Schlafforscher als „unausrottbares Ammenmärchen".

Tagesmüdigkeit – eines der wichtigsten Alarmsignale!

Manche Menschen können über Stunden nicht einschlafen, andere schrecken ständig aus dem Schlaf hoch und fühlen sich morgens wie gerädert. Bei mehreren aufeinander folgenden Tagen mit nur wenigen Stunden Gesamtschlaf wird es schon kritisch: Schwere Müdigkeitsanfälle, die zum Sekundenschlaf führen können, sind ein ernstes Warnsignal.

Die Schlaf-Stadien

	1. Zyklus	2. Zyklus	3. Zyklus	4. Zyklus
wache Zeit				
REM-Schlaf				
Non-REM-Schlaf 1				
2				
3				
4				

Unser Nachtschlaf besteht meist aus vier Zyklen, in denen sich Phasen des Traumschlafs (REM-Schlaf) und des Tiefschlafs (Non-REM-Schlaf) mehrfach abwechseln. In der ersten Nachthälfte überwiegt der Tiefschlaf, der der körperlichen Regeneration dient, in der zweiten der Traumschlaf, in dem die Eindrücke des Vortags verarbeitet werden.

Eine wichtige Rolle für die Verfestigung von Schlafstörungen spielt die verständliche Angst vor der nächsten schlaflosen Nacht, die viele Menschen mit akuten Schlafproblemen quält. Spätestens, wenn Sie mit Sorgen an die nächste Nacht denken, sollten Sie unbedingt etwas unternehmen.

Denn ein gestörter Schlaf beeinträchtigt auf Dauer Ihre gesamte Gesundheit. Die Folgen reichen von Konzentrationsstörungen über eine erhöhte Infektionsanfälligkeit, Herz-Kreislauf-Problemen und Bluthochdruck bis hin zu Verdauungsbeschwerden und vorzeitiger Alterung.

Schlafmittel bewirken keinen erholsamen Schaf

Viele Menschen denken, dass synthetische Schlafmittel echten Schlaf bewirkten. Doch das ist ein großer Irrtum: Die Schlafpillen dämpfen die gesamte Gehirnaktivität, was sich u. a. durch Müdigkeit zeigt. Der Schlaf selbst ist je nach Wirkdauer des Medikaments eine Art mehr oder weniger lange Bewusstlosigkeit, in der die erholsamen Tief- und Schlafphasen fehlen (siehe Abb. Seite 128). Das passiert übrigens auch nach Alkoholgenuss, weshalb Bier, Wein und Co. keine guten Schlaftrünke sind.

Dennoch haben Schlafmittel bei kurzzeitigem (!) Einsatz auch aus naturheilkundlicher Sicht ihre Berechtigung. Denn fast jede stärkere seelische Belastung (z. B. ein Trauerfall, die Trennung vom Partner oder finanzielle Sorgen) beansprucht unser Fühlen und Denken so sehr, dass wir nicht einschlafen oder nachts dauernd wieder aufwachen. Nach einigen Tagen sind unser Schlafrhythmus und unser Hormonhaushalt so durcheinander, dass sie sich nicht mehr von selbst regulieren können und wir immer mehr an Kräften – seelisch wie körperlich – verlieren. Durch den kurzzeitigen Einsatz von Schlafmitteln lässt sich diese Abwärtsspirale stoppen. Versuchen Sie es trotzdem zuerst mit hoch dosiertem **Baldrian**, z. B. Euvegal Balance® 500 mg, Sedonium 300 mg® oder Baldriantinktur Melival®.

Ein Tagebuch enthüllt die Ursachen Ihrer Schlafprobleme

Um die Ursachen für Einschlafstörungen oder zu frühes Erwachen aufzudecken, hat sich ein Schlaftagebuch bewährt. Notieren Sie zwei Wochen lang täglich die folgenden Aspekte unter Angabe der Uhrzeiten.

Diese Angaben gehören in Ihr Schlaftagebuch:

- Dauer des Mittagsschlafs
- Mahlzeiten und Getränke
- körperliche Aktivitäten (Sport, Spaziergang, Gartenarbeit)
- besondere Vorkommnisse (z. B. Besuch, aufregende Post)
- Witterung
- Einnahme von Medikamenten
- Zubettgehzeit und Dauer des Wachliegens
- nächtliches Erwachen und Dauer des Wachliegens
- Gedanken während des Wachliegens
- Aufstehzeit und Befinden dabei

Viele Menschen stellen bei der Auswertung ihres Schlaftagebuchs fest, dass sie mit **sorgenvollen Gedanken** zu Bett gehen, die sie am Einschlafen hindern. Manchmal enthüllt das Tagebuch auch **körperliche Schlafverhinderer** wie **Schilddrüsenstörungen**, die z. B. durch nächtliches Schwitzen angezeigt werden, oder **chronische Entzündungen**. In diesem Fall sollten Sie Ihren Hausarzt aufsuchen.

Lassen Sie Kummer und Sorgen vor der Schlafzimmertür

Wenn Sie bemerken, dass Ihre Gesichtsmuskulatur verspannt ist oder dass Sie Ihre Zähne vor Stress fest aufeinander beißen, kann Ihnen „Das innere Lächeln" helfen (siehe Kasten unten). Diese verblüffend wirksame Übung stammt aus dem altchinesischen **Qi Gong**. Wiederholen Sie die Übung mehrmals tagsüber und natürlich vor dem Schlafengehen. Bei akuten seelischen Belastungen leiden viele Menschen auch unter **Herzklopfen** oder Herzenge, sodass an Schlaf kaum zu denken ist. Hier empfehlen wir Ihnen, den **Entspannungs- oder Quellpunkt H7** des Herzmeridians mit feinen kreisenden Bewegungen, z. B. einem Kugelschreiber mit eingezogener Mine, zu massieren (siehe Seite 131).

Qi Qong: Gehen Sie mit einem Lächeln zu Bett

Setzen Sie sich aufrecht, aber bequem auf einen Stuhl, schließen Sie Ihre Augen und atmen Sie ruhig und gleichmäßig. Ziehen Sie nun Ihre Stirn kräftig in Falten, als ob Sie sehr angestrengt über etwas nachdenken (Abb. ❶). Halten Sie diese Spannung einige Sekunden, bevor Sie Ihr Gesicht wieder entspannen und freundlich in sich hineinlächeln. Ihr inneres Lächeln darf sich ruhig auch äußerlich zeigen (Abb. ❷).

Wenn Sie diese Übung einige Male wiederholen, werden Sie spüren, wie das Lächeln Ihre Anspannung löst und Sie besser einschlafen können.

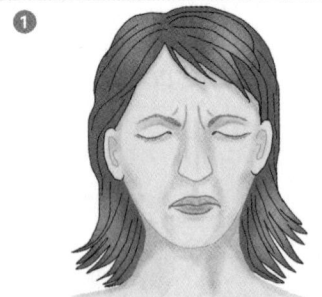
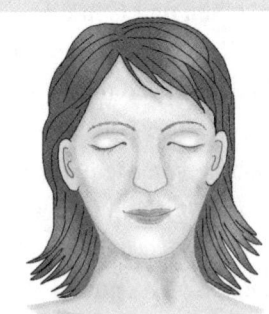

Auch **Yoga, Atemtherapie, autogenes Training** oder die **progressive Muskelentspannung nach Jacobson**, die Sie anhand der FID-Entspannungs-CDs zu Hause erlernen können (Preis pro CD 14,95 €, Bezugsquelle siehe Seite 158), helfen Ihnen bei der Bewältigung von Schlafproblemen.

Rituale fördern Ihr Schlafbedürfnis

Gleiche Zubettgeh- und Aufstehzeiten – auch am Wochenende – sind die besten Schlafförderer und stabilisieren Ihren Stoffwechsel. Am besten entwickeln Sie dazu noch ein **festes Abendritual**, z. B. Haustür abschließen, Zähne putzen und im Bett einen leichten Roman lesen. Das stimmt Körper und Seele auf die Schlafenszeit ein.

7 bewährte Tipps für einen guten Schlaf:

1. Cola-Getränke, Kaffee, schwarzer und grüner Tee können bis zu 8 Stunden lang wach halten. Verzichten Sie daher nach 14 Uhr auf diese Getränke.
2. Drehen Sie Ihren Wecker nachts mit dem Zifferblatt zur Wand. So vermeiden Sie die Anspannung, dass „es jetzt sowieso nichts mehr mit dem Schlaf wird".
3. Bei nächtlichem Erwachen nichts essen. Ihr Körper gewöhnt sich schnell daran, sodass Sie vom Hunger wach werden.
4. Gehen Sie kurz nach dem Aufstehen ca. 1/2 Stunde nach draußen oder auf den Balkon. Denn Tageslicht stabilisiert Ihren Schlaf-Wach-Rhythmus und hellt Ihre Stimmung auf – auch bei bedecktem Himmel.
5. Licht stoppt die Ausschüttung des Schlafhormons Melatonin und verstellt Ihre „innere Uhr". Machen Sie daher nachts nur gedämpftes Licht an und lassen Sie die Rollläden herunter.
6. Im Sessel „vorschlafen", z. B. vor dem Fernseher, ist Gift für Ihren Schlafrhythmus. Gehen Sie sofort zu Bett, sobald Sie müde werden.
7. Lassen Sie jeden Tag in Ruhe ausklingen. Legen Sie Sorgen in einem Tagebuch ab.

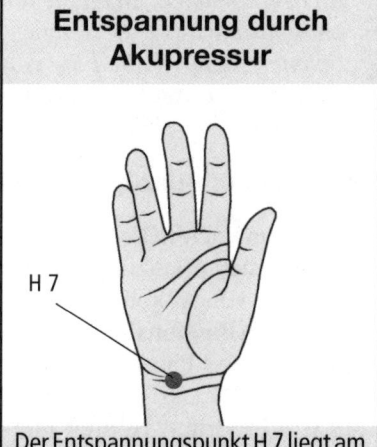

Entspannung durch Akupressur

H 7

Der Entspannungspunkt H 7 liegt am inneren Rand des so genannten Erbsenbeins des inneren Handgelenks. Dieser kleine, runde und leicht erhabene Knochen ist auf einer gedachten Verlängerung des kleinen Fingers leicht zu ertasten.

Kurze Spaziergänge am Abend machen ebenfalls oft müde – die frische Luft kann aber auch das glatte Gegenteil bewirken. In diesem Fall gehen Sie besser am späten Nachmittag um den Block.

Tryptophan: der Zauberwirkstoff in heißer Milch

Heiße Milch mit Honig, dazu noch 4 bis 5 geschälte Mandeln zerkauen und schlucken – inzwischen hat die Wissenschaft herausgefunden, warum dieses Hausmittel so einschläfernd wirkt. Milch und Mandeln enthalten die **Aminosäure L-Tryptophan**, die das Gehirn als Baustein für den schlaffördernden Botenstoff Serotonin benötigt. Der Honig liefert die Zuckermoleküle, die als Transporter für das Tryptophan notwendig sind. Eigentlich ganz einfach!

Falls Sie Milch bzw. Mandeln nicht vertragen, können Sie auf Fertigpräparate mit Tryptophan ausweichen. Die folgenden Mittel sind offiziell als Schlafförderer zugelassen: Kalma® (50 Tabl. 32,51 €), L-Tryptophan-ratiopharm® (50 Tabl. 27,35 €), Ardeytropin® (50 Tabl. 31,34 €) oder Ardeydorm® (50 Tabl. 32,60 €).

Bei schweren Leber- und Nierenerkrankungen dürfen Sie Tryptophan nicht einnehmen. Wenn Sie andere Medikamente anwenden, z. B. Psychopharmaka (MAO-Hemmer), Digitalis-Präparate oder opiathaltige Schmerzmittel, sollten Sie vor der Einnahme Ihren Arzt fragen, da es zu negativen Wechselwirkungen mit Tryptophan kommen kann.

Unschlagbar: Auszüge aus Baldrian und Hopfen

Baldrianwurzel (Fertigpräparate siehe Seite 129) und Hopfenzapfen sind die besten pflanzlichen Schlafförderer. Ihre Wirkung lässt sich durch die Zugabe von weiteren Heilpflanzen, z. B. **Melisse** und der aus Mexiko stammenden **Passionsblume**, noch verstärken. Kombi-Präparate aus Baldrian, Hopfen und Passionsblume sind z. B. Vivinox® Day (40 Drgs. 6 €), Moradorm® S (20 Tbl. 5,75 €) oder Kytta-Sedativum® f (50 Drgs. 8,49 €). Baldrian, Hopfen und Melisse enthält Baldriparan® N Stark (40 Drgs. 7,60 €). Falls Ihre Schlafprobleme durch Sorgen verursacht werden, die Ihnen auch auf den Magen geschlagen sind, empfehlen wir Ihnen die Zugabe von frisch zerdrückten **Anis- oder Fenchelfrüchten**. Und wenn Sie zu den Menschen gehören, die zu niedrigen Blutdruck haben und deshalb erst nach dem Genuss einer Tasse Kaffee zur Ruhe finden, sollten Sie es einmal mit der Zugabe von **Weißdornblüten** probieren.

Aroma-Bäder entspannen und beruhigen

Es muss nicht gleich ein aufwändiges Vollbad mit heilsamen Kräuterzusätzen sein. Auch Fuß- oder Armbäder können innere Anspannungen lösen, die Atemwege befreien und ordentlich müde machen. Besonders hilfreich sind dabei die klassischen Schlafförderer Melisse, Baldrian und Hopfen, die Sie als Extrakt auf Öl- oder Meersalzbasis in großer Auswahl in jeder Drogerie erhalten. **Limonen-, Orangenblüten- und Geranium-Extrakte** sowie die **Ylang-Ylang-Essenz** aus dem Öl des ostasiatischen Ylang-Ylang-Baums wirken ebenfalls beruhigend und machen müde. Baden Sie direkt vor dem Schlafengehen 10 bis 15 Minuten bei maximal 37 °C. Beugen Sie sich bei Fuß- und Armbädern über das Badewasser, damit Sie die Heildämpfe auch einatmen.

Wenn Sie an einer Anämie (Blutarmut) oder niedrigem Blutdruck und dadurch bedingten kalten Füßen leiden und deshalb schlecht einschlafen können, empfehlen wir Ihnen ein (Meer-)Salz-Fußbad: Geben Sie dazu eine Handvoll Meer- oder Kochsalz auf 10 l handwarmes bzw. höchstens 37 °C heißes Wasser und baden Sie Ihre Füße etwa. 10 Minuten darin. Tupfen Sie Ihre Füße vorsichtig trocken und gehen Sie dann sofort zu Bett. Bei Nervosität, aber warmen Füßen sollten Sie ein kühles (Meer)-Salz-Fußbad nehmen.

Auch die Homöopathie kann Ihnen helfen

Falls Ihre Schlafstörungen schon länger anhalten, empfehlen wir Ihnen eine **Konstitutionsbehandlung** bei einem erfahrenen **Homöopathen**. Gerade wenn Sie aufgrund jahrelanger Schlafstörungen und zahlreicher Misserfolge mit verschiedenen Heilmethoden frustriert sind, kann Ihnen eine neue solche Therapie neue Zuversicht schenken. ■

Hopfentee gegen stressbedingte Schlafstörungen

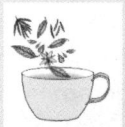

Mischen Sie je 20 g **Baldrianwurzeln, Kamillenblüten** und **Melissenblätter** sowie 10 g **Hopfenzapfen** (alle getrocknet aus der Apotheke) und überbrühen Sie 1 EL dieser Mischung mit 1/4 l siedendem Wasser. Trinken Sie bei gleichzeitigen Magen-Darm-Beschwerden 3 Tassen frisch zubereiteten, ungesüßten Tee in kleinen Schlucken über den Tag verteilt. Ist mit Ihrer Verdauung alles (wieder) in Ordnung, können Sie den Tee auch mit 1 TL Fenchelhonig pro Tasse süßen.

Falls Sie allergisch auf Kamille reagieren, ersetzen Sie diese bitte durch 20 g Fenchelfrüchte. Zerdrücken Sie die Teekräuter vor dem Überbrühen in einem Mörser, damit die heilsamen ätherischen Öle des Fenchels nutzbar werden.

Heilerde, Dosenmilch und Haselnüsse binden die Magensäure bei Sodbrennen

Die größten Erfolge erreichen Sie mit einfachen Hausmitteln

Jeder 5. Bundesbürger, so hat eine Untersuchung der Universität Essen ergeben, kennt Sodbrennen (med.: Refluxkrankheit) aus eigener leidvoller Erfahrung. Jeder 15. hat mehrmals pro Woche, manchmal sogar täglich damit zu kämpfen. Dabei reichen die Beschwerden von leichtem sauren Aufstoßen bis zu schweren brennenden Schmerzen, die bevorzugt nachts bzw. im Liegen auftreten und hinter das Brustbein, bisweilen sogar bis in den Mund und die Zähne ausstrahlen.

Auch brennende Herzschmerzen können auftreten. Deshalb heißt Sodbrennen auf Englisch „heartburn", d. h. Herzbrennen. Diese Herzschmerzen, die viele Menschen beim ersten Mal verständlicherweise in große Angst versetzen, kommen durch die enge Nervenverbindung zwischen den Speiseröhren- und den Herznerven zustande. Sie lassen jedoch schnell nach, wenn Sie unsere natürlichen Mittel gegen Sodbrennen anwenden.

So entsteht das lästige Sodbrennen

intakter Ringmuskel

geschlossener Mageneingang

Zwerchfell

Speiseröhre

①

erschlaffter Ringmuskel

offener Mageneingang

②

Magen

Mageneingang

Der ringförmige Muskel am Mageneingang ist normalerweise – außer beim Essen und Trinken – stets geschlossen (Abb. ①). Erschlafft er jedoch in Folge einer anlagebedingten Schwäche, steigt die ätzende Magensäure in die Speiseröhre auf (Abb. ②).

Die Ursache: eine Muskelschwäche am Mageneingang

Beim Sodbrennen kommt es zu einem Rückfluss der Magensäure in den unteren Abschnitt der Speiseröhre. Dadurch werden die feinen Nerven der Speiseröhre stark gereizt, was zu den ausstrahlenden brennenden Schmerzen führt. Ursache für den Rückfluss ist meist eine **Schwäche des Ringmuskels** zwischen Speiseröhre und Magen (siehe Abb. links), der normalerweise ein Rückfließen des Mageninhalts im Liegen oder sogar beim

Kopfstand verhindert. Häufig ist die Muskelschwäche anlagebedingt. Sie macht sich jedoch meist erst dann bemerkbar, wenn weitere belastende Faktoren hinzukommen.

Diese Faktoren begünstigen Sodbrennen:

- fettreiche Nahrung und große Essensportionen
- enge Kleidung
- Übergewicht
- ungewohnt stark gewürzte Nahrung
- späte Mahlzeiten
- Medikamente, z. B. Kortison
- Alkohol- und Nikotinmissbrauch
- Stress

Auch in der späten **Schwangerschaft** ist Sodbrennen ein häufiges Problem, weil das wachsende Kind den Magen der Mutter nach oben drückt.

In 90 % der Fälle reichen Hausmittel völlig aus

Auch wenn die Pharmawerbung für so genannte frei verkäufliche Antazida, wie die einfachen Mittel zur Pufferung von Magensäure genannt werden, häufig etwas anderes behauptet: Rund 90 % aller Patienten brauchen keine teuren Medikamente. Bei ihnen reichen einfache Hausmittel, um das lästige Brennen und seine Folgen zum Verschwinden zu bringen.

Im Kasten auf Seite 136 finden Sie dazu sehr bewährte Hilfen gegen akutes Sodbren-

Gehen Sie bei diesen Anzeichen sofort zum Arzt!

- Erbrechen von unverdauter Nahrung
- Übelkeit mit Kreislaufschwäche
- Erbrechen von Blut oder kaffeesatzartiger Substanz
- brennende Schmerzen bei nüchternem Magen
- starke Druckschmerzen im Magenbereich, v. a. nachts
- ständiges Sodbrennen trotz Anwendung von Hausmitteln und/oder Änderung der Ernährungsgewohnheiten

Diese Beschwerden können z. B. eine Magenschleimhautentzündung (siehe Seite 98 ff.) oder ein Magengeschwür anzeigen, deren Ursachen vom Arzt abgeklärt werden müssen.

nen. Falls Ihr Magen dauerhaft zu viel Magensäure produziert, empfehlen wir Ihnen natürliche Mittel wie selbst gepressten Weißkohlsaft. Dieser ist basisch und neutralisiert die Magensäure. Genauso hilfreich sind selbst hergestellte Zubereitungen aus Süßholz, Pflanzenölen und Leinsamen, die die Wände der unteren Speiseröhre und des Magens mit einem Schutzfilm überziehen. Dieser lindert die brennenden Schmerzen und dämpft sogar noch die Magensäureproduktion. Auf Seite 101 finden Sie dazu die entsprechenden Rezepte. Diese werden Sie jedoch nur selten benötigen, wenn Sie die nachfolgenden einfachen Vorbeugemaßnahmen beherzigen.

Die besten natürlichen Tipps gegen das quälende Brennen:

- Meiden Sie Alkohol, Schokolade, Kaffee, Kakao, schwarzen Tee und Fett sowie ungewohnt scharfe Gewürze, die den Ringmuskel der Speiseröhre entspannen und die Säuresekretion anregen.

- Verzichten Sie auf süße Säfte und Limonaden mit Kohlensäure, eiskalte oder sehr heiße Getränke und Speisen sowie ofenfrisches Brot und Kuchen, die alle ebenfalls die Säuresekretion erhöhen.

- Nehmen Sie täglich 5 bis 6 kleinere Mahlzeiten zu sich, um Ihren Magen nicht zu überlasten.

- Essen Sie mindestens 3 Stunden vor dem Zubettgehen zu Abend, damit die Magenarbeit beendet ist, wenn Sie sich hinlegen.

- Schlafen Sie mit erhöhtem Oberkörper, damit die Säure nicht zurückfließen kann.

- Reduzieren Sie Übergewicht, um Ihren Magen von Druck zu entlasten.

- Sprechen Sie bei erhöhter Stressbelastung über Ihre Probleme und erlernen Sie ein Entspannungsverfahren wie z. B. autogenes Training, Yoga oder progressive Muskelentspannung. Denn Stress führt über das vegetative Nervensystem zu erhöhter Säuresekretion.

- Verzichten Sie auf enge Kleidung und Gürtel.

Hausmittel gegen akute Säurebeschwerden

Rühren Sie bei akutem Sodbrennen 1 gestrichenen EL Heilerde (z. B. Luvos® Ultra aus der Drogerie oder Apotheke) mit etwas Wasser zu einem Brei an und schlucken Sie diesen. Die Heilerde bindet sofort die überschüssigen Säuren.

Falls Sie Heilerde nicht zur Hand haben, können Sie 1 gekochte Kartoffel, 1 altbackenes Brötchen oder 1 Zwieback essen, um die Säure zu neutralisieren. Auch 1 bis 2 EL Dosenmilch oder das langsame Kauen von 4 bis 6 Haselnüssen bringt das quälende Brennen rasch zum Abklingen.

Nur 10 % der Patienten, unter ihnen jedoch auch zahlreiche Unbelehrbare, die ihren gesundheitsschädlichen Lebenswandel mit hochprozentigem Alkohol nicht ändern, brauchen dauerhaft schulmedizinische Medikamente wie Säurepuffer, z. B. Maaloxan® oder Riopan®. Das sind **Gemische aus Magnesium-Aluminiumhydroxit**, die die Magensäure schnell und zuverlässig neutralisieren. Im Notfall und für kurzfristige Hilfe nach einem ungewohnten schweren Festessen dürfen auch Sie durchaus zu einem solchen Mittel greifen, wenn Hausmittel nicht zur Verfügung stehen. Für den Dauergebrauch eignen sich diese Mittel jedoch nicht, da sie langfristig den Mineralstoffhaushalt verändern. Auf die schulmedizinischen **H_2-Blocker und Protonenpumpenhemmer** zur Dauereinnahme, die die Säuresekretion des Magens stark verringern, sollten Sie aber verzichten (siehe Seite 98 ff.).

Häufiges Sodbrennen schädigt Ihre Speiseröhre

Häufiges Sodbrennen kann auf Dauer zu einer äußerst schmerzhaften Entzündung der Speiseröhre (med.: Refluxösophagitis) führen. Neben ständigen brennenden oder stechenden Schmerzen sind starke Schluckbeschwerden ein sicheres Anzeichen für eine solche Entzündung, die bei jedem zehnten Patienten mit häufigem Sodbrennen auftritt.

Mit der Zeit baut der Organismus die feine Schleimhaut der Speiseröhre zum Schutz vor der scharfen Magensäure in ein gröberes Gewebe um. Die Medizin spricht dann von einem Barrett-Syndrom. Da es keine spürbaren Beschwerden verursacht, wird es nur selten entdeckt.

Bei jedem 1.000. Patienten entwickelt sich jedoch aus dem Barrett-Syndrom ein Speiseröhrenkrebs. Daher ist die Vorbeugung von Sodbrennen mit natürlichen Mitteln so enorm wichtig. ■

Entzündung der Speiseröhre? Dieser Tee hilft

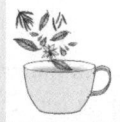

Mischen Sie je 30 g Acker-Schachtelhalm, Spitzwegerichkraut und Isländisch Moos (alle aus der Apotheke). Überbrühen Sie 1 EL dieser Mischung mit 1/4 l kochendem Wasser und lassen Sie den Tee 10 Minuten ziehen, bevor Sie ihn abseihen. Trinken Sie 3- bis 5-mal täglich 1 Tasse frischen, lauwarmen Tee in kleinen Schlucken.

Als Süßungsmittel sollten Sie nur Süßstoff verwenden, da Zucker und Honig die entzündete Speiseröhre zusätzlich reizen. Dieser Tee überzieht das entzündete Gewebe mit schützenden Schleimstoffen. Unter dieser Schutzschicht kann sich das Gewebe – angeregt durch den Schachtelhalm – dann rasch regenerieren.

Handeln Sie sofort, bevor das Pfeifen und Fiepen im Ohr chronisch wird
Zur Wahl stehen Magnesium, Ginkgo und Masker-Geräte

Akute Ohrgeräusche (lat.: Tinnitus = Geklingel) zeigen in der Regel eine kurzzeitige Überlastung bzw. eine Minderdurchblutung des Innenohrs an. In bis zu 25 % der Fälle tritt der Tinnitus mit oder nach einem **Hörsturz** auf. Daher sollten Sie bei einem plötzlichen Hörverlust **umgehend zum Arzt** gehen. Je schneller Sie durchblutungsfördernde Infusionen (z. B. Trental® oder Dusodril®) erhalten, desto geringer ist das Risiko eines bleibenden Tinnitus. In Einzelfällen wird sogar **Kortison** für maximal zehn Tage verordnet. Auch der Krampflöser **Caroverin** kann helfen. Caroverin bremst die Freisetzung des Nervenbotenstoffs Glutamat und damit auch die Übertragung von fehlerhaften Hörsignalen an das Gehirn (siehe Abb. unten). Allerdings muss der Wirkstoff **innerhalb von 7 Tagen** nach dem erstmaligen Auftreten verabreicht werden. Das Mittel können Sie mit einem Privatrezept über Ihre Apotheke in Österreich (Spasmium®) und in der Schweiz (Calamavérin®, Tinnitin®) bestellen. Es wirkt nicht bei einem einfachen Hörsturz ohne Tinnitus.

Nehmen Sie auch ein kurzes Pfeifen im Ohr ernst

Schon ein kurzes Pfeifen im Ohr, das weniger als eine Minute andauert, aber mehrmals pro Woche auftritt, kann eine Warnung sein, dass Sie „zu viel um die Ohren haben". Sind Sie dauerndem Lärm (siehe Lärmbarometer rechts) oder Stress ausgesetzt? Schlafen Sie genug? Sind Ihre Kiefer- oder Nackenmuskeln verspannt? Gönnen Sie sich genug Muße? Versuchen

Quelle: *Länger und gesünder leben*, FID Verlag

Caroverin hemmt überreizte Hörnerven

Caroverin

Sinneszellen im Innenohr — STOPP Botenstoff — Glutamat — Hörnerv Gehirn — Hör-zentrum → Tinnitus

Der Wirkstoff Caroverin stoppt die überschüssige Freisetzung des Nervenbotenstoffs Glutamat und bremst dadurch die Weiterleitung von fehlerhaften Signalen (Ohrgeräuschen) über den Hörnerv an das Hörzentrum im Gehirn.

Sie belastende Einflüsse abzubauen, legen Sie feste Ruhepausen ein und gönnen Sie sich eine Massagebehandlung. Bei Muskelverspannungen hilft Ihnen auch die **Neuraltherapie**. Sehr empfehlenswert sind zudem **Entspannungsverfahren** wie autogenes Training, progessive Muskelentspannung nach Jacobson, Yoga und Atemtherapie.

Zahlreiche **Medikamente**, v. a. Blutdrucksenker, Antidepressiva, Magensäureblocker, Schmerz- und Entwässerungsmittel (siehe Kasten auf Seite 140), können ebenfalls Ohrgeräusche auslösen. Falls Sie solche Arzneimittel einnehmen, sollten Sie mit Ihrem Arzt besprechen, ob die Dosis reduziert werden kann oder ob Sie das Präparat wechseln sollten.

Fast 90 % der Ohrgeräusche verschwinden von selbst

Dauert das **Ohrgeräusch eine Stunde** oder länger an und tritt es mindestens einmal pro Woche auf, ist es allerhöchste Zeit, dass Sie mehr an sich denken. Gehen Sie Stress unbedingt aus dem Weg, praktizieren Sie täglich ein Entspannungstraining und hören Sie **Entspannungsmusik**. Auf diese Weise verschwindet das lästige Ohrgeräusch in 90 % der Fälle von selbst.

So beugen Sie den qualvollen Ohrgeräuschen vor:

- Meiden Sie Reizüberflutung. Verzichten Sie auf Hintergrundgedudel aus Radio und Fernsehen. Hören Sie bewusst leise und entspannende Musik.

- Singen Sie selbst, denn Singen ist die größte Entspannung für unser Hörsystem.

- Tragen Sie Ohrstöpsel, wenn Sie z. B. mit Bohrer oder Stichsäge werken.

- Nehmen Sie in akuten Stresssituationen ganz bewusst eine kurze Auszeit. Verlassen Sie kurz den Raum und trinken Sie ganz langsam ein Glas Wasser.

- Reduzieren Sie Ihren Kaffee- und Nikotinkonsum.

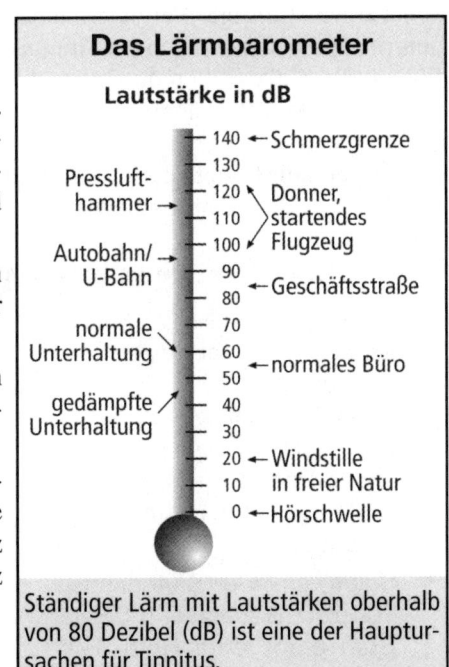

Das Lärmbarometer

Lautstärke in dB

	dB	
	140	←Schmerzgrenze
	130	
Pressluft-hammer →	120	Donner,
	110	startendes
Autobahn/ → U-Bahn	100	Flugzeug
	90	←Geschäftsstraße
	80	
normale Unterhaltung	70	
	60	←normales Büro
	50	
gedämpfte Unterhaltung	40	
	30	
	20	←Windstille
	10	in freier Natur
	0	←Hörschwelle

Ständiger Lärm mit Lautstärken oberhalb von 80 Dezibel (dB) ist eine der Hauptursachen für Tinnitus.

Wenn Sie den Verdacht haben, dass Ihre Ohrgeräusche mit einer Erkrankung, z. B. Bluthochdruck, zusammenhängen, sollten Sie dies von Ihrem Arzt abklären lassen. Bei Durchblutungsstörungen des Gehirns, z. B. infolge einer Arteriosklerose, können Ihnen **Ginkgo**-Präparate (z. B. Tebonin® oder Gingium®) helfen. Bei Herzschwäche und niedrigem Blutdruck empfehlen sich in Absprache mit Ihrem Arzt **Weißdorn**-Präparate (z. B. Crataegutt® oder Esbericard® novo). Auch mit Vitalstoffen, z. B. **Selen und Zink**, können Sie einem Tinnitus wirksam vorbeugen (siehe Kasten unten).

Extra-Tipp: Eine gute Soforthilfe zur Gefäßerweiterung im Hörsystem bei akuten Ohrgeräuschen ist die Rezeptur „heiße Sieben" aus dem Schüßler-Salz Magnesium phosphoricum D6 (Nr. 7). Lösen Sie dazu 10 Tabletten in $1/2$ Glas heißem Wasser auf und trinken Sie die Lösung innerhalb weniger Minuten schluckweise.

Lernen Sie das „Weghören"

Falls Ihr Tinnitus bereits länger als ein halbes Jahr andauert, können Medikamente leider nichts mehr ausrichten. Denn das **Ohrgeräusch** hat sich **verselbständigt**. Vergleichbar dem Schmerzgedächtnis, hat unser Gehirn nämlich leider auch ein Tinnitus-Gedächtnis. Es „hört" Geräusche, obwohl die Sinneszellen des Innenohrs nichts dergleichen mehr funken. Wie ein defekter PC hängt das Gehirn im Programm „Pfeifen und Fiepen im Ohr" fest.

Die Therapie besteht darin, dass Sie Ihr Gehirn durch „Weghören" bzw. „Überhören des Ohrgeräuschs" umerziehen. Denn jede bewusste

---

Die wichtigsten Vitalstoffe gegen Tinnitus*

- **Coenzym Q10** ernährt die Nervenbahnen: 100 mg (z. B. Coenzym Q10 GPH von Hecht-Pharma oder Coenzyme Q10 von Euro Nutrador, Monatsbedarf ca. 35 €).

- **Selen** verhindert Blutgerinnsel: 100 µg (z. B. Cefasel 100 Selen Brausetabl. oder Hefe Selen Tabl. von Pharmadrog, Monatsbedarf ca. 7 €).

- **Magnesium** löst Krämpfe der Blutgefäße: 300 mg (z. B. Brausetabletten aus der Drogerie, Monatsbedarf ca. 4 €).

- **Zink** beugt Krämpfen der Blutgefäße vor: 15 mg (z. B. Brausetabletten aus der Drogerie, Monatsbedarf ca. 4 €).

*jeweils Tagesdosis

Wahrnehmung des „Geräuschs" bestätigt Ihrem Gehirn, „dass es doch recht hat". Deswegen ist z. B. das oft empfohlene Biofeedback bei Tinnitus gar nicht gut geeignet, denn bei diesem Verfahren konzentrieren Sie sich ja unweigerlich auf das Ohrgeräusch.

Die drei besten Verfahren gegen chronischen Tinnitus sind:

1. Hörgeräte, wenn gleichzeitig ein Hörverlust besteht
2. Masker-Geräte
3. Tinnitus-Retraining-Therapie

Die ersten beiden Verfahren überdecken (= maskieren) den Tinnitus: Hörgeräte durch die verstärkten Umgebungsgeräusche, die Masker-Geräte durch angenehme Naturklänge. Dadurch tritt das lästige Pfeifen und Fiepen im Ohr in den Hintergrund, das Gehirn „überhört" den Tinnitus mit der Zeit. Eine Schweizer Firma stellt sogar individuelle Klang-CDs her, die genau auf die Frequenz Ihres Ohrgeräuschs abgestimmt sind und es gezielt „übertönen" soll (Preis 32 €, Bezugsquelle siehe Seite 158). Diese Therapie wird derzeit an der Universität Heidelberg an 90 Patienten wissenschaftlich geprüft.

Überlisten Sie Ihr Gehirn mit beruhigenden Bildern

Zusätzlich zur Masker-Therapie, für die Ihnen Ihre **Krankenkasse** wie beim Hörgerät einen **Zuschuss** zahlt, erlernen Sie beim Tinnitus-Retraining zudem **Entspannungs-** und **Visualisierungsverfahren** bei speziell dafür ausgebildeten Psychologen, an die Sie Ihr Arzt überweist. Denn die Erfahrung lehrt: Je weniger Sie auf das Ohrgeräusch achten, desto schneller tritt das Pfeifen in den Hintergrund und verschwindet manchmal sogar ganz. Auch Retraining wird von den Krankenkassen bezahlt. ■

Diese Medikamente können einen Tinnitus bewirken

- Schmerzmittel:
  - Acetylsalicylsäure (ASS): Aspirin®
  - Ibuprofen: Dolgit®, Optalidon® und Spalt-Tabletten®
  - Diclofenac: Voltaren®
- Antibiotika: Cotrim®, Garamycin®, Foscavir®
- Malariamittel: Fansidar®, Daraprim®
- Entwässerungsmittel (Diuretika): Lasix®
- Blutdrucksenker (Antihypertonika): Minipress®
- Antidepressiva (MAO-Hemmer): Jatrosom®, Parnate®

Wie Sie Ihre Venen mit Rosskastanie und Mäusedorn stärken

Spätestens bei der ersten Krampfader müssen Sie handeln

Venenerkrankungen sind **kein typisches Frauenleiden**. Nur bei den unter 50-Jährigen stellen die Frauen die Mehrheit. Ursache sind meist Schwangerschaften, die das Venensystem stark beanspruchen. Nach dem 50. Lebensjahr holen die Männer rasch auf, sodass letztlich rund 70 % aller Bundesbürger über 50 Venenprobleme haben. Meist trifft es die Beine. Jeder 4. Venenpatient leidet an behandlungsbedürftigen Krampfadern, die durch defekte Venenklappen verursacht werden: Das Blut fließt in den Beinen rückwärts und überdehnt die Venenwände („ausgeleierte Venen").

Im schlimmsten Fall kommt es zur **Thrombose einer Beinvene**, die Lebensgefahr bedeuten kann (siehe Kasten unten).

Der beste Weg zur Venengesundheit ist der Fußweg

Walking (engl.: schnelles Gehen) wird von Phlebologen (Fachärzte für Venenleiden) als die beste Methode zur Förderung der Venengesundheit gelobt. Denn Walken schont die Gelenke, kräftigt das Bindegewebe und trainiert die Beinmuskulatur auf sanfte Weise. Dadurch bekommen die Beinvenen mehr Halt und werden vor dem gefürchteten „Ausleiern" geschützt. Zunehmender Beliebtheit erfreut sich derzeit das **Nordic-Walking**, eine Art Skilanglauf ohne Ski, bei dem lange Stöcke verwendet werden. Weitere Sportarten, die Ihren Venen ausgesprochen gut tun, sind Schwimmen, Radfahren, Joggen und Tanzen. Laufen Sie auch möglichst oft barfuß. Sehr hilfreich für die Wadenmuskulatur ist übrigens das Barfußlaufen am Sandstrand!

Gehen Sie bei diesen Anzeichen sofort zum Arzt!

- starke plötzliche Schmerzen in einem Bein
- starke plötzliche Spannungsgefühle in einem Bein
- starke Schwellungen in einem Bein nach längerer Ruhigstellung, (z. B. Bettruhe, Operation, Busfahrten, Langstreckenflüge).
- Rötung, Schwellung und Druckschmerz im Bereich einer Krampfader

Diese Symptome können eine tief liegende Thrombose einer Beinvene (Phlebothrombose) anzeigen, die umgehend ärztlich behandelt werden muss.

So entlasten Sie Ihre Venen im Alltag:

- Beenden Sie Ihre morgendliche Dusche mit einem kalten Guss: Beginnen Sie am linken Knöchel und brausen Sie dann langsam über das Schienbein bis zum Knie. Wiederholen Sie dies ca. 10-mal und wechseln Sie dann zum rechten Bein.
- Wählen Sie Schuhe mit flachen Absätzen (bis zu 4,5 cm).
- Machen Sie täglich Venengymnastik (siehe Seite 146/147). Schieben Sie auch bei längerem Stehen zwischendurch kleine Beinübungen ein. Und legen Sie Ihre Beine so oft wie möglich hoch, damit sich das Blut nicht in den Beinen staut.
- Schützen Sie Ihre Beine bei heißem Wetter oder langem Stehen mit kühlenden Cremes aus Rosskastanie, Arnika oder Menthol.
- Schlagen Sie Ihre Beine beim Sitzen nicht übereinander. Wenn Sie viel sitzen müssen, besorgen Sie sich ein Fußbänkchen mit einer beweglichen Fußablage, die Sie wie eine Tretnähmaschine hin und her bewegen.
- Bauen Sie Übergewicht ab, essen Sie viel Gemüse bzw. Obst und sorgen Sie für eine tägliche Darmentleerung.
- Verzichten Sie auf Alkohol und Nikotin; denn Alkohol erweitert die Gefäße, und Nikotin fördert die Thrombosegefahr.

Druck muss sein – so schließen sich Ihre Venenklappen

Die wichtigste Behandlung einer ausgeprägten Venenschwäche ist die Kompressionstherapie. Dazu gehören Stützstrümpfe und die festeren Kompressionsstrümpfe sowie eine spezielle Wickeltechnik für die Beine, die Ihnen Ihr Physiotherapeut zeigt.

Das bewirken Kompressionsstrümpfe und -verbände:

- Verengung des Venendurchmessers, sodass sich die Klappen wieder schließen und das Blut nicht mehr versackt
- Unterstützung der Muskelpumpe, sodass das Blut schneller fließt und sich das Thromboserisiko verringert
- Senkung des Venendrucks und damit Entlastung der Venenwände sowie Verhinderung von Ödemen
- Verbesserung des Gewebestoffwechsels und dadurch Verhinderung von Unterschenkelgeschwüren bzw. Venenentzündungen

Kompressionsstrümpfe werden Ihnen vom Arzt verschrieben. Die meisten Krankenkassen übernehmen etwa 50 % der Kosten für 4 Paar pro Jahr. Sie müssen ab Stärke 3 in der Apotheke bzw. im Sanitätshaus genau angepasst werden. Im Durchschnitt halten die Strümpfe sechs Monate und lassen sich problemlos in der Waschmaschine waschen. Nur ein geübtes Auge kann sie von den modischen blickdichten Strümpfen unterscheiden. Ziehen Sie Ihre Kompressionsstrümpfe gleich nach Ihrer Morgentoilette an. Um die glatten Strümpfe besser zu greifen, benutzen Sie am besten normale Gummihandschuhe für den Haushalt. Stülpen Sie die Strümpfe zuerst über Ihre Fußspitze und rollen Sie sie dann mit kräftigem Zug die Beine hoch.

Bei stärkeren Ödemen: wickeln!

Besonders bei Lymphödemen und offenen Beinen empfiehlt sich das Wickeln der Beine mit elastischen Binden. Diese ermöglichen einen stärkeren Druck als Kompressionsstrümpfe. Bei Lymphödemen sollten Sie sich unbedingt eine „**komplexe physikalische Entstauungstherapie – KPE**" vom Arzt verschreiben lassen. Bei dieser hoch wirksamen Therapie werden zunächst die Beine mittels Lymphdrainage entstaut. Anschließend legt der dafür besonders ausgebildete Lymphtherapeut einen speziellen elastischen Entstauungsverband an. Auf diese Weise lassen sich sogar langjährige starke Ödeme (Elephantiasis) abbauen.

Rotes Weinlaub und Rosskastanie dichten Ihre Venen ab

Extrakt aus **rotem Weinlaub** verhindert eine Spaltenbildung zwischen den Zellen in der Gefäßinnenwand, die durch den Blutstau verursacht wird. Sogar frische Spalten schließen sich wieder, wie eine Studie der Universität München im Jahr 2002 ergab. Nehmen Sie die Extrakte bereits bei den **ersten Anzeichen einer Venenschwäche**, z. B. müden,

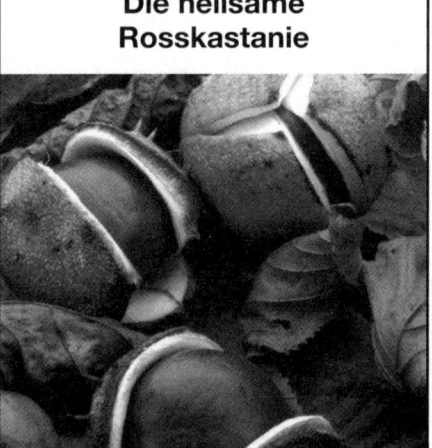

Die heilsame Rosskastanie

Aus Rosskastanien werden sowohl Kapseln und Tropfen zum Einnehmen als auch Salben für die äußere Anwendung bei Venenerkrankungen hergestellt.

© Dr. Willmar Schwabe Arzneimittel

schmerzenden Beinen. Denn sobald die Gewebefasern überdehnt sind, hilft das Mittel nicht mehr. Weinlaubextrakt ist erhältlich als Antistax® Venenkapseln, Venentropfen und Venen-Creme (50 Kps. 15,30 €, 50 ml 17,95 €, 100 g 14,95 €).

Das wertvollste pflanzliche Heilmittel bei einer bereits **fortgeschrittenen Venenschwäche** und **Krampfadern** sind Extrakte aus den Samen der **Rosskastanie** (*Aesculus hippocastanum*). Wie die Kommission E beim früheren Bundesgesundheitsamt befand, dichtet das darin enthaltene Aescin tatsächlich die Venenwand von innen ab und verhindert Wasser- bzw. Lympheinlagerungen. Am besten sind Zubereitungen zum Einnehmen, da die Rosskastanie im Gefäßinneren wirkt. Bewährte Präparate sind z. B. Reparil® 40 (20 Drgs. 7,77 €), Venalot® novo Depot (20 Kps. 11,75 €), Venoplant S (20 Tbl. 11,40 €), Venostasin® (20 Kps. 12,40 €) oder Essaven® Kapseln (20 Kps. 13,50 €). Zur äußeren Anwendung, z. B. unter einem Kompressionsverband, empfehlen sich Reparil®-Gel (100 g 11,88 €) und Venostasin® Creme (100 g 12,60 €).

Mäusedorn – das Venenmittel der Zukunft?

Die Universität Würzburg wählte den stechenden Mäusedorn (*Ruscus aculeatus*) wegen seiner pharmakologisch überzeugenden Daten zur Arzneipflanze des Jahres 2002. So wirkt Ruscuswurzel **abschwellend** und verbessert gleichzeitig die Spannkraft der Venenwände. Derzeit stehen nur Präparate zum Einnehmen zur Verfügung, z. B. Fagorutin Ruscus (40 Kps. 10,49 €), Phlebodril® (50 Kps. 25,01 €), Venelbin® ruscus (50 Tbl. 12,40 €) und Venobiase® (50 Kps. 22,05 €).

Steinklee lindert Entzündungen und Lymphödeme

Bei Entzündungen und Lymphödemen haben sich Umschläge aus Steinkleekraut (*Meliothus officinalis*) bewährt. Überbrühen Sie dazu 1 bis 2 TL getrocknetes Kraut (Apotheke) mit 1 Tasse siedendem Wasser. Seihen Sie den Aufguss nach 10 Minuten ab. Tauchen Sie ein Baumwolltuch in die abgekühlte Lösung und legen Sie den Umschlag auf die geschwollenen Bereiche, bis er warm geworden ist. Den Umschlag können Sie nach Belieben mehrmals täglich wiederholen. Als Fertigpräparat zum Einnehmen wurde Meli Rephastasan® Flüssigkeit (50 ml 9,00 €) zugelassen.

Alle genannten Heilpflanzen entfalten ihre volle Wirksamkeit erst nach längerer Einnahme. Haben Sie also bitte einige Wochen Geduld! Bei äußerer Anwendung kann es zu allergischen Reaktionen kommen. Setzen Sie das Mittel dann sofort ab! ■

Kleine Venengymnastik:
Eine echte Wohltat für Ihre Beine

Für die folgenden Übungen reicht eine locker sitzende Alltagskleidung völlig aus. Ziehen Sie Ihre Schuhe und Strümpfe aus und wählen Sie eine rutschfeste Unterlage.

Bei allen Übungen im Stehen sollten Sie Ihre Füße leicht auseinander stellen, sodass Sie einen sicheren Stand haben. Machen Sie die Übungen morgens und abends mindestens jeweils 20-mal im Stehen. Bei längerem Stehen oder Sitzen sollten Sie immer mal wieder eine Übung zwischendurch einschieben.

1. Knie beugen

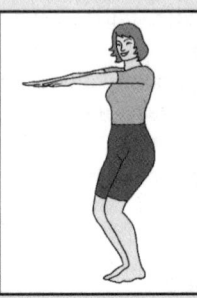

Strecken Sie Ihre Arme gerade nach vorne und gehen Sie vorsichtig in die Knie, ohne Ihren Rücken zu beugen. Richten Sie sich langsam wieder auf.

2. Fußspitzen heben

Heben Sie Ihre Fußspitzen abwechselnd so hoch Sie können, ohne einen Fußkrampf dabei zu bekommen. Ihre Fersen bleiben auf dem Boden. Diese Übung können Sie auch im Sitzen

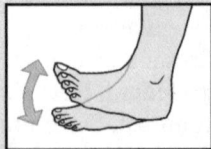

ausführen. Alternativ können Sie auch Ihre Zehen rhythmisch einkrallen.

3. Knie wenden

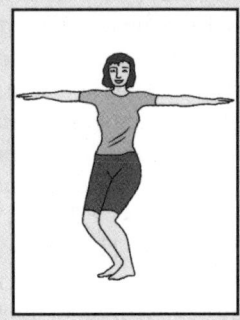

Strecken Sie Ihre Arme auf Schulterhöhe weit aus. Gehen Sie ganz leicht in die Knie und wenden Sie dann Ihre Knie im Wechsel nach rechts und nach links.

4. Knie heben

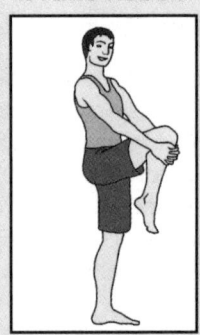

Umfassen Sie Ihr rechtes Knie mit beiden Händen und heben Sie es vorsichtig an. Wiederholen Sie die Übung mit dem linken Bein. Achten Sie darauf, Ihren Rücken gerade zu strecken.

5. Beine strecken

Setzen Sie sich gerade auf einen Stuhl und strecken Sie Ihre Beine gleichzeitig waagerecht aus.

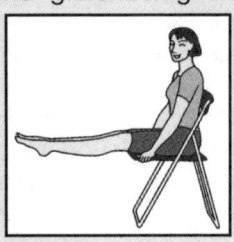

Senken Sie nun Ihre beiden Unterschenkel langsam ab und strecken Sie sie dann wieder gerade aus.

6. Beine beugen

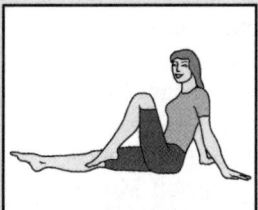

Setzen Sie sich auf den Boden, strecken Sie Ihre Beine gerade und stützen Sie sich mit Ihren Händen nach hinten ab. Beugen Sie nun Ihr rechtes Bein und ziehen Sie es etwa bis auf Höhe des linken Beines zu sich heran. Strecken Sie das rechte Bein wieder und führen Sie die Übung mit dem linken Bein aus.

7. Beine schwingen im Sitzen

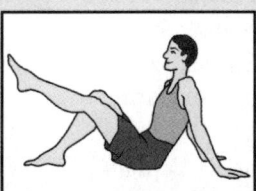

Bleiben Sie wie in Übung 6 auf dem Boden sitzen und stützen Sie sich weiter mit den Händen nach hinten ab. Stellen Sie nun beide Beine so auf, dass sie im Kniegelenk einen rechten Winkel bilden, und schwingen Sie Ihre Beine abwechselnd nach oben.

8. Radfahren

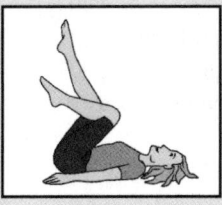

Legen Sie sich auf den Rücken, die Hände seitlich auf dem Boden, und fahren Sie mit Ihren Beinen Rad.

9. Buchstaben malen

Bleiben Sie in Rückenlage, heben Sie Ihre beiden Oberschenkel senkrecht an und knicken Sie Ihre Unterschenkel im rechten Winkel ab. Strecken Sie nun Ihr rechtes Bein gerade durch und malen Sie mit ihm große und kleine Buchstaben von A bis E in die Luft. Beugen Sie danach das Bein wieder im Kniegelenk und wiederholen Sie das Buchstabenmalen mit dem linken Bein.

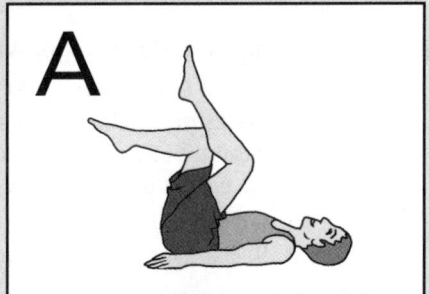

10. Beine knicken

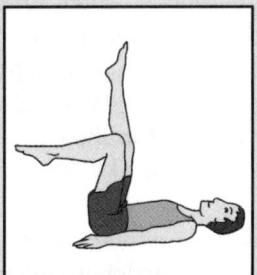

Bleiben Sie in der Rückenlage und strecken Sie Ihr rechtes Bein möglichst senkrecht in die Höhe. Knicken Sie dann den rechten Unterschenkel im rechten Winkel ab und strecken Sie das Bein wieder. Wiederholen Sie die Übung mit dem linken Bein. ■

So bringen Sie Ihren trägen Darm in nur 4 Wochen sanft auf Trab

Nur wenige Heilpflanzen eignen sich für den Dauergebrauch

Zwar ist eine tägliche spontane Darmentleerung ein Zeichen für eine sehr gut funktionierende Verdauung. Doch auch wer „nur" jeden zweiten Tag Stuhlgang hat, muss sich überhaupt keine Sorgen machen. Erst ab drei Tagen ohne Darmentleerung liegt tatsächlich eine Verstopfung (med.: Obstipation) vor. Falls die Trägheit Ihres Darms durch Medikamente (z. B. Antidepressiva, kalzium- und aluminiumhaltige Säureblocker, Anti-Parkinson-Mittel, opiathaltige Schmerzmittel oder codeinhaltige Hustenblocker) verursacht wird, sollten Sie mit Ihrem Arzt besprechen, ob ein Wechsel des Präparats auf ein nicht stopfendes möglich ist. Beherzigen Sie ansonsten aber auch hier unsere Hinweise zur natürlichen Darmaktivierung.

Die besten Ernährungstipps gegen Verstopfung:

- **Gemüse und Obst** (mindestens 500 g pro Tag) versorgen Sie mit wichtigen Ballaststoffen, die die Ausscheidung des Darminhalts erleichtern. Dämpfen Sie die Früchte kurz oder bereiten Sie eine Rohkost zu, die Sie möglichst fein schneiden oder reiben sollten.

- **Äpfeln, Birnen und Quitten** enthalten reichlich **Pektin**, das zu den löslichen Ballaststoffen zählt und zudem Fäulniserreger im Darm hemmt.

- **Naturreiner Birnen- und Pflaumensaft** binden ebenfalls Verdauungstoxine und beschleunigen auf sanfte Weise Ihre Verdauung.

- **Trockenobst**, besonders Äpfel, Pflaumen, Feigen und Aprikosen regen ebenfalls den Stuhlgang an.

- Nehmen Sie vor jeder Mahlzeit 1 EL frisches, klein geschnittenes **Sauerkraut** oder 1 Likörglas milchsauer vergorenen **Rote-Bete-Saft** (aus Bioladen oder Reformhaus) zu sich. Beide putzen den Darm und liefern den guten Darmbakterien die lebensnotwendige Milchsäure als Nahrung.

- Ein Extra-Plus an wertvollen **Verdauungsenzymen** bieten Ihnen Sojasauce, gesäuerte Milchprodukte (Molke, Joghurt, Quark, Buttermilch und Käse), Zwiebeln, Knoblauch, Ananas und Papayas sowie Brottrunk.

- Verzichten Sie auf alle **stopfenden Nahrungsmittel** wie Weißbrot, Schokolade, Rotwein und schwarzen Tee.

> *Trinken Sie täglich möglichst 2,5 l reine Flüssigkeit: Beginnen Sie den Tag mit einem großen Glas kaltem Wasser im Bett. Trinken Sie anschließend alle 1,5 Stunden ein Glas stilles Mineralwasser, verdünnten Obst- bzw. Gemüsesaft oder Früchtetee. Falls Sie an einer Herzschwäche leiden, muss Ihr Arzt die Trinkmenge festlegen, damit Ihr Herz nicht überlastet wird.*

Wenn wirklich gar nichts mehr geht: Nehmen Sie Quellstoffe!

Nur wenn es überhaupt nicht geht, sollten Sie zu Hilfsmitteln aus der Apotheke der Natur greifen. Dabei muss es keineswegs gleich etwas zum Einnehmen sein. Im Kasten auf Seite 151 unten finden Sie fünf äußerliche Anwendungen, die Ihrem Darm mit Massagen sowie Wärme- und Kältereizen flugs „Beine machen". Erst wenn deren Wirkung noch etwas auf sich warten lässt, was bei einer schon länger bestehenden Neigung zu Verstopfung durchaus normal ist, können Abführmittel zum Einnehmen übergangsweise eine gute Hilfe sein.

Diese Abführmittel sind empfehlenswert:

- **Quell- oder Füllmittel:** Schleimbildende Ballaststoffe wie Leinsamen und indische Flohsamenschalen quellen im Darm auf, vergrößern das Stuhlvolumen und kurbeln über den erhöhten Dehnungsreiz die Entleerung des Darms an.

- **Milchzucker und andere Zuckerverbindungen:** Sie erweichen den Stuhl durch eine erhöhte Wasserbindung. Außerdem fördern sie die Gesundung der Darmflora, indem Sie den guten Darmbakterien als Nahrung dienen.

Nehmen Sie morgens täglich **1 bis 2 EL Leinsamen** oder über

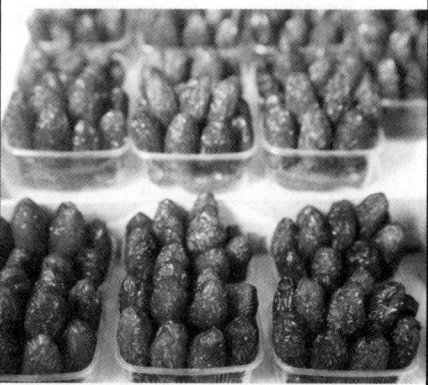

Perfekte Verdauungshilfe für einen trägen Darm

Zwei bis drei Stück Trockenobst, von Datteln (siehe Foto) über Feigen und Aprikosen bis zu heimischen Zwetschgen („Dörrpflaumen"), helfen Ihrem Darm auf sanfte Weise wieder auf die Sprünge. Gleichzeitig binden sie sogar noch reizende Verdauungstoxine.

Foto: Getty-Images™

den Tag verteilt **2- bis 3-mal 1 TL Flohsamenschalen** jeweils mit 1/4 l Flüssigkeit ein und trinken Sie zudem über den Tag verteilt noch mindestens 1,5 l reine Flüssigkeit, z. B. stilles Wasser. Diese Dosen richten auch bei Dauergebrauch keinen Schaden an, falls Sie z. B. wegen schwerer chronischer Schmerzen starke opioidhaltige Mittel einnehmen müssen. Von den Zuckerverbindungen sind die Wirkstoffe Milchzucker (Laktose), Laktulose und Macrogol (z. B. Neda Lactiv®, Importal®, Edelweiß® Milchzucker, Bifinorma®, Movicol®, Isomol® und Laxofalk®, alle aus der Apotheke) empfehlenswert – es sei denn, Sie leiden an einer **Milchzuckerallergie!**

In Einzelfällen können zuckerartige Abführmittel aufgrund der Wasserbindung und der erhöhten Stuhlfrequenz zu Bauchkrämpfen, Blähungen, Sodbrennen, Übelkeit, Brennen am After sowie Kopfschmerzen und Schwindel führen. Dann sollten Sie die Dosis verringern oder den Wirkstoff wechseln.

Auf diese Darmhilfen sollten Sie verzichten

- **Salze (salinische Mittel):** Glauber- oder Bittersalz, z. B. F. X.-Passage-Salz, können zu massiven Verlusten an lebenswichtigem Kalium und Magnesium führen. Sie zerstören zudem die Darmflora.

- **Darmreizende Mittel:** Pflanzliche Mittel, z. B. aus Sennesblättern und Faulbaumrinde, können zu Darmpolypen und sogar Dickdarm-, Blasen- sowie Nierenkrebs führen.

- **Gleit- und mechanische Mittel:** Unverdauliche Fette, z. B. Paraffin oder glycerinhaltige Zäpfchen, verschlimmern Enddarmleiden, z. B. Hämorrhoiden.

Hände weg von Glaubersalz!

Der Großteil der übrigen frei verkäuflichen Abführmittel schadet Ihrer Gesundheit (siehe Kasten links). Befreien Sie sich außerdem vom Zwang der täglichen Stuhlentleerung. Am besten findet Ihr Darm einen neuen Rhythmus, wenn Sie **gleiche Essen- und Toilettenzeiten einhalten** und den **Stuhldrang nicht unterdrücken.** Erfahrungsgemäß dauert es etwa 4 Wochen, bis sich Ihr Darm an den neuen gesunden Alltag gewöhnt hat. Und auch Sie selbst werden diese Zeit brauchen, bis Ihnen Ihre neue darmgesunde Lebensweise zur lieb gewonnenen Gewohnheit geworden ist.

Neuer Schwung für Ihre Verdauung mit Massagen und Güssen

Morgendliche Bauchmassage löst Blähungen

Führen Sie Ihren Handballen mit sanftem Druck in kreisenden Bewegungen im Uhrzeigersinn **vom rechten zum linken Unterbauch** (siehe Abb.). Diese Massage, die auch Blähungen löst, sollten Sie jeden Morgen noch vor dem Aufstehen im Liegen 5 Minuten lang ausführen.

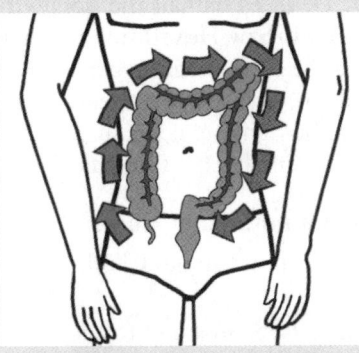

Kalte Waschungen regen den Stuhlgang an

Eine geschwächte Darmmuskulatur regen Sie an, indem Sie Ihre Bauchdecke mit einem in kaltes Wasser getauchten Schwamm abwaschen. Beginnen Sie – wie bei der Bauchmassage – über dem rechten Unterbauch und wandern Sie im Uhrzeigersinn zum linken Unterbauch. Kurze **kalte Kniegüsse** unter der Dusche und **kalte Fuß- bzw. Halbbäder** (2 bis 4 Minuten bei 16 bis 20 °C) fördern ebenfalls die Kontraktion Ihrer Darmmuskulatur.

Die Bauchpresse stärkt Ihre Darmmuskeln

Mit der isometrischen Bauchpresse, die Sie im Stehen oder Liegen ausführen können, stärken Sie Ihre Darmmuskulatur und fördern Ihren Stuhlgang: Ziehen Sie Ihren Bauch mit aller Kraft ein und lösen Sie nach 10 Sekunden die Spannung langsam. Wiederholen Sie das Einziehen 5-mal. Diese Übung sollten Sie 3-mal täglich durchführen.

Wärme gegen Verkrampfungen

Gegen Verstopfung infolge einer Verkrampfung der Darmmuskulatur hilft Ihnen der **feuchtwarme Umschlag**: Wickeln Sie dazu eine heiße Wärmflasche in ein Handtuch, das Sie zuvor in handwarmem Wasser ausgewrungen haben, und legen Sie sie auf Ihren Unterbauch. **Fuß- und Sitzbäder** mit Extrakten aus Kamille und Heublumen bei 38 °C helfen ebenfalls. ■

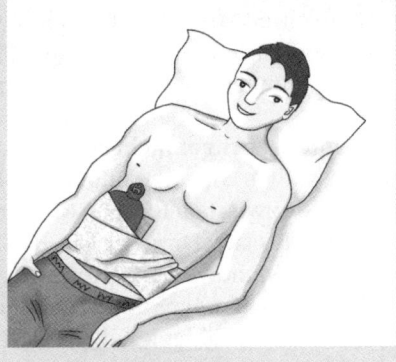

Myrrhe, Tormentill und Lavendel sorgen für eine gesundes Zahnfleisch

Mit Teebaumöl halten Sie schmerzhafte Bläschen in Schach

Quälen Sie häufiger schmerzhafte Bläschen im Mund? Blutet Ihr Zahnfleisch beim Zähneputzen? Oder haben Sie öfter einen „schlechten" Geschmack im Mund? Dann ist die gesunde Bakterienflora in Ihrer Mundhöhle geschwächt. Schnell können sich krankmachende Bakterien vermehren und eine Zahnfleischentzündung verursachen. Apotheken empfehlen zur Vorbeugung gerne eine antibakterielle Mundspülung.

Doch nur bei ausgedehnten Zahnfleischentzündungen oder nach größeren zahnärztlichen Eingriffen ist das viel beworbene rote Mundwasser (z. B. Lemocin®, Hexoral®) wirklich sinnvoll. Denn es enthält die hochwirksamen antibakteriellen Wirkstoffe **Chlorhexidin bzw. Hexetidin**. Auf Dauer ist ihre Anwendung jedoch **ungesund**, da die Mundhöhle – genauso wie der Darm – eine eigene Bakterienflora braucht, um z. B. Speisereste schnell abzubauen. Zudem trocknet Chlorhexidin die Schleimhäute aus, sie werden rissig und bieten so Krankheitserregern eine leichte Eintrittspforte.

So behandeln Sie akute Beschwerden auf natürliche Weise:

- **Aphthen:** Betupfen Sie die Bläschen 1 Minute lang mit Teebaumöl (mit einem Wattestäbchen).

- **Schleimhautverletzungen**: Spülen Sie jede Stunde mit Ringelblumen-Tinktur aus der Apotheke (1 TL auf $1/2$ Glas abgekochtes Wasser).

- **Druckstellen durch Zahnersatz**: Spülen Sie alle 2 Stunden mit abgekühltem Salbeitee.

- **Schlechter Mundgeschmack bzw. -geruch** (auch nach Antibiotikabehandlung): Ziehen Sie 3-mal täglich 2 EL Bio-Naturjoghurt etwa zwei Minuten lang durch die Zähne.

Damit es aber gar nicht erst zur Ansiedlung von schädlichen Bakterien kommt, sollten Sie unbedingt ein **pflanzliches Mundwasser** verwenden. Wählen Sie zwischen fertigen Mixturen aus Myrrhe, Ratanhia-Wurzel und Lavendel aus der Drogerie (z. B. von Weleda® und Wala®) und selbst gemachten Mundwässern (Rezepte siehe Seite 153). Wenn Sie Ihr Mundwasser täglich morgens und abends anwenden, werden Sie mit einem straffen, widerstandsfähigen Zahnfleisch belohnt – Entzündungen haben dann keine Chance mehr.

Gegen diese Kräuter-Rezepturen haben Erreger keine Chance

Ratanhia-Mundwasser verhindert Druckstellen

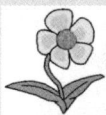

Zutaten:
- 1 l Alkohol (70 %)
- 10 g Ratanhia-Tinktur
- 10 g Pfefferminzöl
- 2 g Zimtöl
- 1 g Anisöl

Mischen Sie alle Zutaten und füllen Sie das fertige Mundwasser in kleine Flaschen ab.

Dosis: 5 Tropfen auf 1 Glas, auch zum Betupfen von Druckstellen (mit einem Wattestäbchen)

Teebaum- und Bergamotteöl heilen Aphthen und Soor

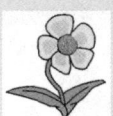

Zutaten:
- 5 Tropfen Pfefferminzöl
- 5 Tropfen Teebaumöl
- 5 Tropfen Lavendelöl
- 2 Tropfen Bergamotteöl
- 3 Tropfen Zitronenöl
- 1 Tropfen Thymianöl

Mischen Sie die Zutaten mit 20 Tropfen der Emulgatoren Solubol oder LV 41 und geben Sie dabei tropfenweise 100 ml abgekochtes Wasser hinzu. Füllen Sie die Emulsion in eine dunkle Flasche.

Dosis: 1 TL auf 1/2 Glas Wasser. Zum Betupfen von Aphthen und Mundsoor: unverdünnte Lösung, 1 Minute lang.

Eisenkraut und Tormentill gegen Zahnfleischschwund

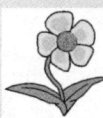

Zutaten:
- je 50 g Eisenkraut, Himbeerblätter und Tormentill (alle getrocknet)
- 1/2 l Alkohol (70 %)
- 2 EL Pfefferminzöl

Lassen Sie die Kräuter 3 Wochen in Alkohol ziehen und schütteln Sie die Mischung jeden Tag kräftig auf. Seihen Sie die Tinktur durch einen Papierfilter (Kaffee- oder Teefilter) ab, fügen Sie das Pfefferminzöl hinzu und füllen Sie das fertige Mundwasser in kleine dunkle Flaschen.

Dosis: 5 Tropfen auf 1/2 Glas Wasser. Dieses Mundwasser sorgt für ein kräftiges Zahnfleisch und beugt dem Zahnfleischbluten zuverlässig vor.

Alle Zutaten für die 3 Rezepturen erhalten Sie **in Apotheken, Reformhäusern und Bioläden**. Kaufen Sie nur Öle für medizinische Anwendungen. Aroma-Öle für Duftlampen sind nicht geeignet! ∎

Rat & Hilfe

Ärzte, Heilpraktiker und andere Therapeuten:

Arbeitsgemeinschaft für Klassische
Akupunktur und Traditionelle
Chinesische Medizin
Wisbacher Str. 1
83435 Bad Reichenhall
Tel.: 08651/69 09 19
Fax: 08651/71 06
www.agtcm.de

Ärzteverband Deutscher
Allergologen
Blumenstr. 14
63303 Dreieich
Tel.: 06103/62 273
Fax: 06103/69 70 19
www.aeda.de

Berufsverband der Augenärzte
Tersteegenstr. 12
40474 Düsseldorf
Tel.: 0211/4 30 37-00, Fax: -20
www.augeninfo.de

Berufsverband der Yogalehrenden
in Deutschland
Jüdenstr. 37
37073 Göttingen
Tel.: 0551/488 38-08; Fax: -60
www.yoga.de

Deutsche Chiropraktoren
Gesellschaft
Katharinenstr.15
04109 Leipzig
Tel.: 0341/46 23 03-4; Fax: -5
www.chiropraktik.de

Deutsche Gesellschaft für
Psycho-Allergologie
Bekassinenau 23a
22147 Hamburg
Tel.: 040/6 47 48 18
Fax: 040/6 48 15 98
www.psycho-allergologie.de

Deutscher Zentralverein
homöopathischer Ärzte
Am Hofgarten 5
53113 Bonn
Tel.: 0228/24 25 33-0; Fax:-1
www.homoeopathy.de

Feldenkrais-Gilde Deutschland
Jägerwirtstr. 3
81373 München
Tel.: 089/52 31 01-71; Fax: -72
www.feldenkrais.de

Gesellschaft Anthroposophischer
Ärzte in Deutschland
Roggenstr. 82
70794 Filderstadt
Tel.: 0711/777 80 00
Fax: 0711/779 97 12
www.anthroposophischeaerzte.de

Homöopathie-Forum
Grubmühlerfeldstr. 14a+b
82131 Gauting bei München
Tel.: 089/89 35 57 65
Fax: 089/89 99 96 10
www.homoeopathie-forum.de

Internationale Gesellschaft für
Biologische Medizin
Postfach 10 00 45
76481 Baden-Baden
Tel.: 07221/99 68 67
Fax: 07221/501 30 29
www.biogesellschaft.de

Verband der Ergotherapeuten
Postfach 22 08
76303 Karlsbad
Tel.: 07248/91 81-0; Fax -71
www.dve.info

Verband der Osteopathen
Deutschland
Untere Albrechtstr. 15
65185 Wiesbaden
Tel.: 0611/910 36-61; Fax: -62
www.osteopathie.de

Verband der Upledger CranioSacralen Therapie
Schwartauer Landstr. 114 – 118
23554 Lübeck
Tel.: 0451/400 38 44
Fax: 0451/407 98 68
www.upledger.de

Zentralverband der Ärzte für Naturheilverfahren und Regulationsmedizin
Am Promenadenplatz 1
72250 Freudenstadt
Tel.: 07441/91 85 8-0; Fax: -22
www.zaen.org

Fachinstitute:

Deutsche Akademie für Gesundheit und Schlaf (DAGS)
Universitätsstr. 84
93053 Regensburg
Tel.: 0941/9 42 82 71
Fax: 0941/9 41 15 05
www.dags.de
www.schlafseminar.de

Deutsches Diabetes-Zentrum
Auf'm Hennekamp 65
40225 Düsseldorf
Tel.: 0211/33 82-0
Fax: 0211/33 69-103
www.ddz.uni-duesseldorf.de
www.diabetes-deutschland.de

Grönemeyer-Institut für MikroTherapie
Universitätsstr. 142
44799 Bochum
Tel.: 0234/978 00
Fax: 0234/978 02 10
www.microtherapy.de

Krebsinformationsdienst (KID)
Im Neuenheimer Feld 280
69120 Heidelberg
Tel.: 06221/41 01 21
Fax: 06221/40 18 06
www.krebsinformation.de

Stiftung Deutsche Schlaganfall-Hilfe
Carl-Bertelsmann-Str. 256
33311 Gütersloh
Tel.: 05241/97 70-0
Fax: 05241/70 20-71
www.schlaganfall-hilfe.de

Fachverbände:

Bundesarbeitsgemeinschaft Kreuzschmerz
Ambulanz für Schmerzbehandlung
Universitäts-Klinik Göttingen
Robert-Koch-Str. 40 TL 112
37075 Göttingen
Tel.: 0551/39 82 63
Fax: 0551/39 41 64
www.schmerzambulanz.human-medizin-goettingen.de

Deutsche Gastro-Liga
Friedrich-List-Str. 13
35398 Gießen
Tel.: 0641/97 48-10
Fax: 0641/97 48-118
www.gastro-liga.de

Deutsche Gefäßliga
Postfach 4038
69254 Malsch
Tel.: 07253/2 62 28
Fax: 07253/27 81 60
www.deutsche-gefaessliga.de

Deutsche Gesellschaft für Ernährung
Godesberger Allee 18
53175 Bonn
Tel.: 0228/37 76-600
Fax: 0228/37 76-800
www.dge.de

Deutsche Gesellschaft für Gefäßsport
Dr. med. Horst E. Gerlach
T6, 25
68161 Mannheim
Tel./Fax: 06204/797 93

Deutsche Gesellschaft für Schlafforschung und Schlafmedizin
Schimmelpfengstr. 1
34613 Schwalmstadt-Treysa
Tel.: 06691/27 33
Fax: 06691/28 23
www.dgsm.de

Deutsche Herzstiftung
Vogtstr. 50
60322 Frankfurt am Main
Tel.: 069/95 51 28-0; Fax: -313
www.herzstiftung.de

Deutsche Infarktforschungshilfe
Tondernstr. 15/17
48149 Münster
Tel.: 0251/849 42-14/16; Fax: -15
www.difh-muenster.de

Deutsche Lipid-Liga
Waldklausenweg 20
81377 München
Tel.: 089/7 19 10 01
Fax: 089/7 14 28 87
www.lipid-liga.de

Deutsche Migräne- und Kopfschmerzgesellschaft
Gehlsheimer Str. 20
18147 Rostock
Tel.: 0381/494 95 30
Fax: 0381/494 95 32
www.dmkg.de

Deutsche Venen-Liga
Sonnenstr. 6
56864 Bad Bertrich
Tel.: 02674/14 48
Fax: 02674/91 01 15
www.venenliga.de

Gesellschaft für biologische Krebsabwehr
Hauptstr. 44
69117 Heidelberg
Tel.: 06221/13 80 20; Fax: -220
www.biokrebs.de

Gesellschaft für Gehirntraining
Postfach 1420
85555 Ebersberg
Tel.: 08092/86 49-30; -50
www.gfg-online.de

Selbsthilfegruppen:

Bundesselbsthilfeverband für Osteoporose
Kirchfeldstr. 149
40215 Düsseldorf
Tel.: 0211/31 91 65
Fax: 0211/33 22 02
www.bfo-aktuell.de

Bundesverband Schlafapnoe Deutschland (BSD)
Turnierstr. 5
55218 Ingelheim
Tel.: 06132/4 13 93
Fax: 06132/79 97 34
www.bsd-web.de

Deutsche Alzheimer Gesellschaft
Friedrichstr. 236
10969 Berlin
Tel.: 030/25 93 79-50; Fax: -529
www.deutsche-alzheimer.de

Deutsche Atemwegsliga
Burgstr. 12
33175 Bad Lippspringe
Tel.: 05252/93 36-15; Fax: -16
www.atemwegsliga.de

Deutsche Hilfsorganisation Allergie und Asthma
Bonusstr. 32
21079 Hamburg
Tel.: 040/763 13 22; Fax: -39
www.dhaa-hamburg.de

Deutsche Morbus Crohn/Colitis ulcerosa Vereinigung (DCCV)
Paracelsusstr. 15
51375 Leverkusen
Tel.: 0214/8 76 08-0; Fax:-88
www.dccv.de

Deutsche Rheuma-Liga
Maximilianstr. 14
53111 Bonn
Tel.: 0228/76 60 60
Fax: 0228/76 60 620
www.rheuma-liga.de

Deutsche Schmerzhilfe
Sietwende 20
21720 Grünendeich
Tel.: 04142/8104-34; Fax:-35
www.schmerzhilfe.de

Deutsche Tinnitus-Liga
Am Lohsiepen 18
42369 Wuppertal
Tel.: 0202/2 46 52-0; Fax: -220
www.tinnitus-liga.de

Deutscher Allergie- und Asthmabund
Hindenburgstr. 110
41061 Mönchengladbach
Tel.: 02161/8 14 94-0; Fax: -30
www.daab.de

Deutscher Diabetiker Bund
Danziger Weg 1
58511 Lüdenscheid
Tel.: 02351/98 91-53; Fax: -50
www.diabetikerbund.de

Selbsthilfegruppe Macula-Degeneration
Reichsstr. 17
93055 Regensburg
Tel.: 0941/56 06 80
Fax: 0941/504 18 74
www.macula-degeneration.de

Basische Strümpfe und basische Körperpflegeprodukte:

Asklepios-Versand
Tiroler Str. 3
87629 Füssen
Tel.: 08362/92 15 25
Fax: 08362/9 39 24 00
www.asklepios-versand.de

Basenshop
Eichenweg 7
69253 Heiligkreuzsteinach
Tel.: 06220/92 25 62
Fax: 06220/9 13 97 36
www.basenshop.de

Kautz Versand
Hündekausen 80
53804 Much
Tel.: 02245/61 92-20
Fax: 02245/61 92-21
www.kautzversand.de

Bluttest nach Jörgensen:

BioQuest GmbH
Ernst-Grothe-Str. 23a
30916 Isernhagen
Tel.: 0511/6 15 13-77
Fax: 0511/6 15 13-78
www.bioquest-web.com

China-Pflaster:

PANAX-Import
Bergtalweg 2A
CH-9500 Will 2/
Schweiz
Tel.: 0041/71/911 31 21
Fax: 0041/71/911 31 30
www.pirwil.ch

Enzympräparat Wobe Mugos®:

AAZ-Pharma B.V.
Hamelandroute 91 c
NL-7121 JC Aalten
Tel.: 0031/543/47 58 83
Fax: 0031/543/47 76 49
www.aazpharma.nl

FID-Entspannungs-CDs:

Natur & Gesundheit
Nachbestell-Service
Postfach 20 13 61
53143 Bonn

Klang-CDs gegen Tinnitus:
DisMark GmbH
Rellikonstr. 7
CH-8124 Maur/Schweiz
Tel.: 0041/43/366 06 66
Fax: 0041/43/366 07 66
www.tinnitus-hilfe.ch

Stuhluntersuchungen:
Institut für Mikroökologie
Auf den Lüppen 8
35745 Herborn
Tel.: 02772/981-0
Fax: 02772/981-51
www.mikrooek.de

Labor Dres. Hauss
Postfach 1207
24332 Eckernförde
Tel.: 04351/71 26 81
Fax: 04351/71 26 83
www.hauss.de

Labor L+S AG
Mangelsfeld 4
97708 Bad Bocklet-Großenbrach
Tel.: 09708/91 00-0
Fax: 09708/91 00-36
www.enterosan.de

Urintest nach Dr. Sander:
Labor Dr. Bayer
Bopserwaldstr. 26
70184 Stuttgart
Tel.: 0711/1 64 18-0
Fax: 0711/1 64 18-18
www.labor-bayer.de

Wurmtherapie:
Ovamed GmbH
Kiebitzhörn 33–35
22885 Barsbüttel
Tel.: 040/46 86 27-82
Fax: 040/46 86 27-83
www.ovamed.de

Besondere Therapieverfahren:
Bochumer Gesundheitstraining:
Dipl.-Psch. Erhard Beitel
Spinozastr. 14
45279 Essen
Tel./Fax.: 0201/53 43 77
www.bochumergesundheitstraining.de

Interdisziplinäre Arbeitsgruppe Hyperthermie (IAH)
Klinik für Strahlenheilkunde
Augustenburger Platz 1
13353 Berlin
Fax: 030/450-557979
(bitte nur schriftliche Anfragen)
www.hyperthermie.org

Kälte-Therapie:
Kliniken mit Kältekammern finden
Sie auf der Internetseite der Selbsthilfegruppe Psoriasis-Netz unter:
www.psoriasis-netz.de/
kliniken_suche.html

Kinesio-Taping Schulungs-zentrum-Kumbrink
Friegstr. 5
44229 Dortmund
Tel.: 0231/73 12 79
Fax: 0231/73 12 77
www.kinesio-taping.de

Arbeitsgemeinschaft Europäische Radonheilbäder
Prof.-Dr.-Boris-Rajewsky-Str. 4
08301 Bad Schlema
Tel./Fax: 03772/2 29 26
www.euradon.de

Bundesverband der deutschen Rückenschulen
Kriegerstr. 38
30161 Hannover
Tel.: 0511/3 50 27 30
Fax: 0511/3 50 58 66
www.bdr-ev.de

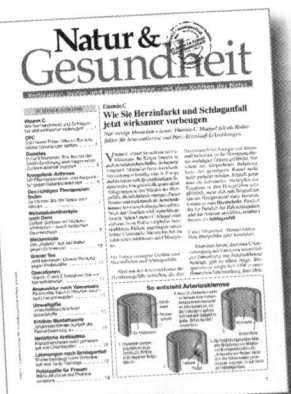